直接抗病毒时代的
丙型肝炎

编著 蔡晧东

HEPATiTiS

中国医药科技出版社

内 容 提 要

本书是一本关于丙型肝炎的"半"科普书，即医生和普通民众都可阅读。2011年以来，丙型肝炎的治疗进展突飞猛进，很快进入了无干扰素时代，许多药物已经上市或正在临床研究中。但是，治疗丙型肝炎的新药还没有在我国上市，仅开展了少数临床试验，因此，补上我国医生落下的丙型肝炎课程，赶上世界医学发展的脚步势在必行，一旦治疗丙型肝炎新药在我国上市，就能立即用先进的知识为我国的丙型肝炎患者进行治疗。丙型肝炎患者和他们的家属也能从书中获益，主动寻求检测，积极获取治疗，配合医生观察和监测。本书照顾到两方面的读者，内容进行了认真取舍，希望临床医生和大众都能从中了解丙型肝炎更多的新知识。

图书在版编目（CIP）数据

直接抗病毒时代的丙型肝炎/蔡晧东编著. —北京：
中国医药科技出版社，2016.7

ISBN 978-7-5067-8549-5

Ⅰ. ①直…　Ⅱ. ①蔡…　Ⅲ. ①丙型肝炎—诊疗
Ⅳ. ①R512.6

中国版本图书馆CIP数据核字（2016）第140908号

美术编辑　陈君杞
版式设计　麦和文化

出版　　中国医药科技出版社
地址　　北京市海淀区文慧园北路甲22号
邮编　　100082
电话　　发行：010-62227427　邮购：010-62236938
网址　　www.cmstp.com
规格　　710×1000mm $^1/_{16}$
印张　　13 $^1/_4$
字数　　174千字
版次　　2016年7月第1版
印次　　2016年7月第1次印刷
印刷　　三河市腾飞印务有限公司
经销　　全国各地新华书店
书号　　ISBN 978-7-5067-8549-5
定价　　**38.00元**

编者的话

    我写过三本关于乙型肝炎的科普书，出版后都获得了读者好评，尤其是2013年9月出版的《乙肝青年婚育宝典》深受乙型肝炎病毒感染者的欢迎。我也一直想写一本有关丙型肝炎的科普书，但多少年来丙型肝炎的治疗一直没有多少进展，我国的《丙型肝炎防治指南》还是2004年发布的，已经超过10年没有更新。治疗药物只有干扰素和利巴韦林，许多不能耐受干扰素和利巴韦林的患者或治疗失败的患者只能服用一些作用不显著的保肝、降酶及抗纤维化药。面对丙型肝炎治疗十年不变的局面，面对那些无可奈何的患者，我又能写些什么呢？真的无话可说！

    自2011年以来，丙型肝炎的治疗进展突飞猛进，尤其是2013年后，多种治疗丙型肝炎的直接抗病毒药物先后上市，丙型肝炎的治疗很快进入了无干扰素时代。2013年6月，我遇到了美国纽约大学医学院的美籍华裔教授潘启安，他激动地告诉我："丙型肝炎新药的治愈率可达90%以上。如果所有人都得到有效的治疗，丙型肝炎有望彻底被消灭！"听到这个消息，我也非常高兴，开始对治疗丙型肝炎的新药给予特别关注。

    好消息不断传来。2013年，索菲布韦和西米普韦先后在美国和欧洲上市；2014年，达拉他韦在欧洲和日本上市，阿舒瑞韦在日本上市，两个抗丙型肝炎病毒"鸡尾酒"复方制剂"Viekira Pak"和"Harvoni"在美国和欧洲上市……还有许多药物正在临床研究中。看到这些消息我高兴极了，决定写一本有关丙型肝炎的科普书，让我国的丙型肝炎病毒感染者也能了解丙型肝炎治疗的新进展，并得到有效的治疗。

要写一本关于丙型肝炎的书可不像写乙型肝炎那样简单。近些年来上市的乙型肝炎抗病毒药物上市前临床试验我都参加了，再加上药物上市后的应用，我对这些药物的作用机制、临床效果、不良反应都有了很深的了解，也积累了很多的临床经验；平时在与患者的交流和通信中，也掌握了许多患者的常见问题和误区，写起来十分顺手。但是，治疗丙型肝炎的新药还没有在我国上市，仅开展了少数临床试验，而我没有亲自参加。因此，从一开始我就感觉到，这本书首先是为我自己写的。因为如果我没有真正学会、学懂，就不可能用科普的语言把治疗丙型肝炎的科学道理讲出来，只有能写出科普书来，我才是真正学会了、学懂了。

　　于是我决定，在这些药物上市前恶补一下有关丙型肝炎的新知识，补上我国医生落下的丙型肝炎课程，赶上世界医学的脚步，一旦治疗丙型肝炎新药在我国上市，我就能立即用先进的知识为我国的丙型肝炎患者治病！

　　感谢北京大学人民医院的魏来教授和中华医学会，2014年7月他们在北京举办了丙型肝炎治疗新进展的专题研讨会，请来多位国外专家讲课，而且可以免费注册听课；也感谢施贵宝公司，在他们的帮助下我有机会参加了两次亚太地区肝病年会；还要感谢金叶天翔公司医学文献王出色的检索功能、医脉通网站及时提供的丙型肝炎国外信息和快速的全文服务，为我提供了欧洲、美国的《丙型肝炎管理指南》和许多国外文献。在写作的过程中，我常常感到丙型肝炎的进展太快了！2014年我开始写这本书的时候，参考了美国2014年的《丙型肝炎管理指南》；不到1年，欧洲和美国的指南都更新了，又有几种新药获批上市。我又重新学习美国和欧洲2015年的新指南，重新对书中的内容进行修改。经过1年多恶补和狂写，终于在2015年7月完成了这本"半"科普性质书的初稿，并给这本书起名为《直接抗病毒时代的丙型肝炎》。

　　为什么称此书的性质为"半"科普呢？我刚才说了，这本书首先是为我自己写的，书中的内容就是我学习的记录。写成后，我希望还能提供给一些医生看，使他们不用像我那样辛苦恶补就能从这本书中学到有关丙型肝炎的新知识；我也希望能提供给丙型肝炎患者和他们的家属看，让他们也能从书中获益，主动寻求检测，积极获取治疗，配合医生观察和监测。照顾到两方面的读者，有些内容稍微写深一些，因此称为"半"科普，即：医生和大众都能看。

就在我对这本书进行校对和修改的时候，中华医学会肝病学分会、中华医学会感染病学分会在2015年10月更新了中国《丙型肝炎防治指南》（简称：《丙肝指南》），我国终于有了新的《丙肝指南》。但是，虽然《丙肝指南》更新了，新的直接抗病毒药物还未在我国上市。所以，2015年版《丙肝指南》推荐的治疗方案还远远落后于欧美等西方国家。我本想像写科普书"带你读懂《慢性乙型肝炎防治指南》"那样，在我刚刚写好的《直接抗病毒时代的丙型肝炎》基础上，再写一本"带你读懂《丙型肝炎防治指南》"，但通过认真学习后，我认为一旦新的药物在我国上市，《丙肝指南》还会更新，2015年版《丙肝指南》很可能是新药上市前的一个过渡。因此，我决定把我国2015年版《丙肝指南》中的部分内容补充到《直接抗病毒时代的丙型肝炎》一书中，使广大医生和希望了解丙型肝炎新知识的大众也可以从这本书中了解我国2015年版《丙肝指南》中的内容，而且在新药上市后书中的内容也不会过时。

书终于写完了，就在我要向出版社交稿的时候，世界卫生组织又在2016年4月13日发布了刚刚更新的《丙肝指南》，我又及时对书中的内容做了部分更新。医学研究还在继续，我的学习还不能结束。我需要继续关注丙型肝炎的进展，紧跟世界医学的发展，不断学习新知识，不断更新书中的内容。盼望治疗丙型肝炎的新药能尽早在我国上市，盼望更多的医生和大众了解直接抗病毒时代的丙型肝炎，使我国的丙肝病毒感染者早日获益，为彻底消除丙型肝炎在我国的传播贡献我的一份力量！

编　者

2016年5月

目 录
Contents

九、丙肝病毒感染者的治疗选择 \ 132

一、丙型肝炎病毒及其
流行状况

1. 丙型肝炎病毒是怎样被发现的

丙型肝炎病毒（HCV；简称：丙肝病毒）属于黄病毒家族的成员，是引起人类丙型肝炎的病原体。丙肝病毒为单股正链核糖核酸（RNA）病毒，由大约9600个核苷酸组成。完整的丙肝病毒分为三层：外层是球形脂质囊膜，中间是核衣壳，内层包裹的是单股正链RNA基因组，即HCV RNA（图1）。

在20世纪60年代末到70年代初，人们先后发现了甲型肝炎病毒（简称：甲肝病毒）和乙型肝炎病毒（简称：乙肝病毒），同时也认识到甲型肝炎通过消化道传播，乙型肝炎通过血液传播。但是，1974年英国医生普林斯（Prince）发现有些输血后肝炎患者的血液中查不到乙肝病毒抗原。他提出，很可能还有另一种通过血液传播的肝炎病毒。普林斯医生的观点很快得到了许多医生支持。医生们发现，尽管对献血者进行了严格的血液筛查，但仍有许多人在输血后得了肝炎。于是，医生们把这种输血后未知病毒引起的肝炎称为输血后"非甲非乙型肝炎"。

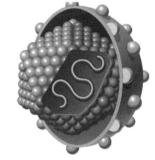

图1　丙型肝炎病毒模式图

为了寻找输血后"非甲非乙型肝炎"的病因，科学家们将这些肝炎患者的血液进行了检查，试图发现他们血液中病毒抗原或抗体成分。尽管人们先后使用了电子显微镜、人工培养和免疫学等多种方法寻找病毒，但这种"非甲非乙型肝炎"病毒似乎非常不稳定，难以捉摸。直到1989年，美国科学家利用一种新的技术手段——分子生物学方法，终于找到了这种引起输血后"非甲非乙型肝炎"的病毒基因。由于这种病毒是人们发现的第三种专门感染人类肝脏的"嗜肝病毒"，因此被命名为丙型肝炎病毒。

2. 丙型肝炎在全球的流行情况如何

丙肝病毒在全球广泛流行，平均流行率大约为2.8%。根据2013年世界卫生组织估计，全球有1.85亿人感染了丙肝病毒，每年大约有35万人死于丙型肝炎及其并发症。从全球丙肝病毒感染的分布来看，感染率最高的是非洲，大约为5.3%，其次为地中海东部区域、西太平洋区域、东南亚，感染率分别为4.6%、3.9%和2.15%，拉丁美洲的感染率为1%~2.3%，欧洲的感染率最低，为1.03%（图2）。

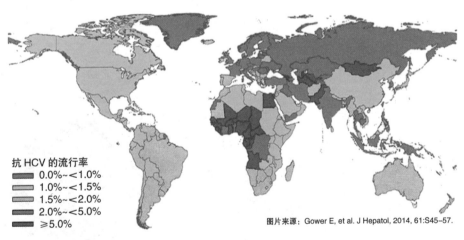

抗 HCV 的流行率
- 0.0%~<1.0%
- 1.0%~<1.5%
- 1.5%~<2.0%
- 2.0%~<5.0%
- ≥5.0%

图片来源：Gower E, et al. J Hepatol, 2014, 61:S45–57.

图2　丙肝病毒感染在全球的流行情况

近20年来，乙型肝炎已经有了有效的疫苗预防，其发病率及病死率明显降低。但是，目前尚无预防丙型肝炎的疫苗，而对献血员的筛查并不能切断所有的丙型肝炎传播途径，非洲等一些不发达地区的丙型肝炎流行率仍然较高，丙型肝炎相关的病死率也有所增加。据世界卫生组织统计，全球丙肝病毒感染的高峰在20世纪中期，经过30～60年，这些患者大多数发展到肝病晚期，近年来全球丙型肝炎相关的病死率明显增加。1990年，全球丙型肝炎相关的死亡人数大约为33.3万人，2010年上升到49.9万人，2013年全球有70.4万人死于丙型肝炎。因此，丙型肝炎的预防和治疗应该引起全球重视。

3. 丙型肝炎在我国的流行情况如何

根据我国1992年全国病毒性肝炎血清流行病学调查结果显示，我国一般人群中丙肝病毒抗体流行率为3.2%，估计有4000万丙肝病毒感染者。1993年以后，我国开始对献血员进行丙肝病毒的筛查，1998年颁发了《中华人民共和国献血法》，加强了采供血机构监管和血源管理，并大力推行一次性注射器的使用，使我国的丙型肝炎流行率下降。2006年我国再次进行了病毒性肝炎血清流行病学调查，结果表明我国1～59岁人群丙肝病毒抗体的流行率为0.43%，在全球范围内属丙型肝炎低流行区。由此推算，我国一般人群中丙肝病毒感染者约560万，如加上高危人群和高发地区的丙肝病毒感染者，我国的丙肝病毒感染者大约有1000万人。

丙肝病毒抗体（抗HCV）阳性率在我国不同地区的分布有一定差异（图3），北方高于南方，农村多于城市。抗HCV阳性率随年龄增长而逐渐上升，但男女间的感染率无明显差异。

由于加强了丙肝病毒的筛查，近年来我国丙型肝炎病例报告人数呈逐年上升趋势。根据中国疾病预防控制中心收到的丙型肝炎报告人数来看，2003年丙型肝炎病例报告数为21 145例，在法定报告的传染病中名列第11位；2014年报告人数达到202 803例，在法定报告的传染病中排列名次已经上升到第4位，报告人数比11年前增长了近10倍（图4）。尽管如此，丙型肝炎仍是漏报率最高的传染病之一。有文献报道，丙型肝炎的漏报率高达37%～52%。因此估计，丙肝病毒感染人数要远远高于目前中国疾病预防控制中心收到的丙型肝炎病例报告数。

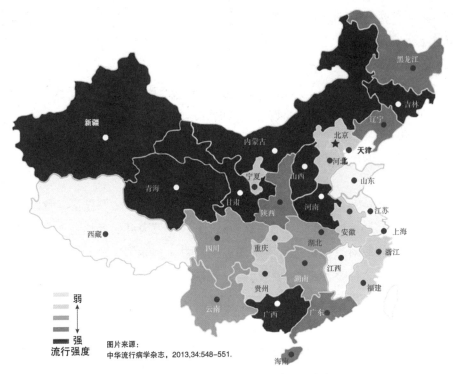

图片来源:
中华流行病学杂志，2013,34:548–551.

图3　我国丙型肝炎报告病例的地区分布

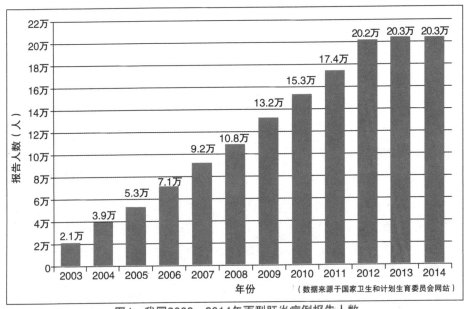

（数据来源于国家卫生和计划生育委员会网站）

图4　我国2003～2014年丙型肝炎病例报告人数

4. 丙肝病毒家族有多少"成员"

丙肝病毒家族有许多不同基因型和基因亚型的"成员"。为了区分它们，医生们按照病毒基因的"长相"及"遗传进化树"（基因同源性，核苷酸序列的差异在31%～34%）把丙肝病毒分为6个"民族"——基因型，用阿拉伯数字"1、2、3、4、5、6"表示；又把每种基因型中核苷酸序列间差异大约15%的病毒株归为一个"家庭"——基因亚型，用英文字母"a、b、c…"表示。目前发现的6种丙肝病毒基因型中包括了至少68个亚型（图5）。

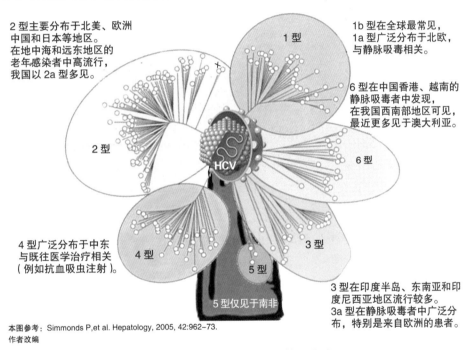

2型主要分布于北美、欧洲中国和日本等地区。
在地中海和远东地区的老年感染者中高流行，我国以2a型多见。

1b型在全球最常见，1a型广泛分布于北欧，与静脉吸毒相关。

6型在中国香港、越南的静脉吸毒者中发现，在我国西南部地区可见，最近更多见于澳大利亚。

4型广泛分布于中东与既往医学治疗相关（例如抗血吸虫注射）。

3型在印度半岛、东南亚和印度尼西亚地区流行较多。
3a型在静脉吸毒者中广泛分布，特别是来自欧洲的患者。

5型仅见于南非

本图参考：Simmonds P,et al. Hepatology, 2005, 42:962-73.
作者改编

图5　丙肝病毒基因进化树和基因分型

不同基因型的丙肝病毒在全球流行的分布不同（图6）。其中基因1型最常见，在全球约占46.2%，其次是基因3型，占30.1%。1b型在全球广泛分布，我国以1b型为主，但美国、巴西和欧洲西北部以1a型流行为主；北美、欧洲和日本2a型和2b型较常见，2c型主要在意大利北部流行，泰国、新加坡以及西方一些国家则以3a型多见，4型主要在中非和中东地区流行，而5型和6型是在南非和中国香港被发现的。

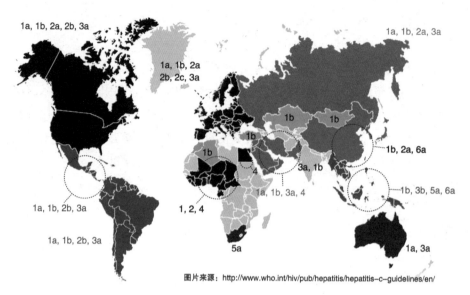

1a, 1b, 2a, 2b, 3a

1a, 1b, 2a
2b, 2c, 3a

1a, 1b, 2a, 3a

1b

1b

1b

1b, 2a, 6a

1b

3a, 1b

1a, 1b, 3a, 4

1b, 3b, 5a, 6a

1a, 1b, 2b, 3a

1, 2, 4

1a, 1b, 2b, 3a

5a

1a, 3a

图片来源：http://www.who.int/hiv/pub/hepatitis/hepatitis-c-guidelines/en/

图6　丙型肝炎病毒基因型在全球的分布（2014年）

我国流行的丙肝病毒基因型主要是1b和2a。其中以1b型最多见，占56.8%；2型占24.1%，3型占9.1%；未发现基因4型和5型的感染者；6型相对较少，占6.3%；混合基因型少见（约2.1%），多为基因1型和2型混合感染。在西部以及南部区域，基因1型比例低于全国平均水平，西部地区基因2型和3型比例高于全国平均水平，南部（包括香港和澳门地区）基因6型比例高于全国平均水平。

不同基因型的丙肝病毒对药物治疗的敏感性不同。例如：基因2型和3型丙肝病毒对干扰素治疗的应答较好；而基因1型（尤其是1b型）和基因4型丙肝病毒对干扰素的应答较差，被称为"难治的基因型病毒"。近年来上市的直接抗病毒药中，第一代NS3/4A蛋白酶抑制剂博赛普韦（Boceprevir）和特拉普韦（Telaprevir）专门用于治疗基因1型丙肝病毒感染；而第二代NS3/4A蛋白酶抑制剂西米普韦（Simeprevir）对基因1型和4型丙肝病毒复制都有较强的抑制作用，但对存在NS3蛋白酶Q80K变异的1a型感染者疗效较差；索菲布韦（Sofosbuvir）和达拉他韦（Daclatasvir）属于"泛基因型"抗丙肝病毒药物，对多种丙肝病毒都有效。因此，感染者在治疗前要检测丙肝病毒基因型，以便正确选择有效的治疗方案（见第九部分：丙肝病毒感染者的治疗选择）。

5. 丙肝病毒为什么容易变异

丙肝病毒属于RNA病毒。与DNA病毒的复制相比较，RNA病毒基因在复制过程中经常会发生"拼写错误"，病毒核苷酸在每个复制周期发生的"拼写错误"可高达$10^{-3} \sim 10^{-5}$，只有少数RNA病毒基因密码被完全无误地读取和复制。因此，RNA病毒的变异速度比DNA病毒快100万倍。

丙肝病毒就属于这种容易变异的RNA病毒。丙肝病毒复制周期短，速度快，每天可以复制出10^{12}个子代病毒颗粒，而且在病毒的包膜蛋白上存在着一个高度变异区域，极易发生变异。在这种高复制率+高变异性的情况下，丙肝病毒的变异率是较高的。有研究显示，丙肝病毒核苷酸碱基的总变异率每年可高达1×10^{-3}。按照病毒每天复制10^{12}个子代病毒颗粒的速度，每年复制出的子代病毒中就可能有10^{11}病毒核苷酸碱基发生配置错误，导致病毒出现一定程度的变异。另一项10年的观察显示，丙肝病毒在复制过程中每年发生的核苷酸配置错误高达$8 \times 10^{-4} \sim 2 \times 10^{-3}$，其中病毒包膜蛋白的基因每年核苷酸的变异率为（$0.9 \sim 5.2$）$\times 10^{-3}$，而在病毒的高度可变区每年核苷酸的变异率为$1.5 \times 10^{-2}$。所以，丙肝病毒的变异率很高，不同地区、不同患者，或同一患者在不同病程中，甚至同一患者的同一份血清中，病毒分离株间都存在着核苷酸序列或氨基酸序列的差异。医生们把一些"长得"相似（同源性）、核苷酸序列差异在1%～5%的病毒称为一个"准种"。

丙肝病毒对药物或免疫系统的抵抗力与丙肝病毒的"准种"相关。有些病毒"准种"容易逃避免疫系统的攻击，不容易被免疫系统清除；有些病毒"准种"对抗病毒药物的抵抗力较强，容易产生耐药性；而新的病毒"准种"不断出现，又给有效疫苗的开发造成困难。科学家们研究丙肝病毒的变异和它们的"准种"，以寻找对付病毒耐药的方法和开发有效的疫苗。

6. 丙肝病毒的生命周期是怎样完成的

病毒"繁衍后代"的方式被称为"复制"，丙肝病毒在肝细胞内的复制过程被称为丙肝病毒的"生命周期"。丙肝病毒在肝细胞内的"生命周期"是怎样完成的呢？我们还要从丙肝病毒侵入肝细胞说起。

俗话说得好："一个巴掌拍不响"。丙肝病毒的"嗜肝"性并非全是病毒本身所为，肝细胞表面和内部的许多因子都会帮助或配合入侵的病毒，使其得以顺利进入肝细胞并在肝细胞内复制。近年来，丙肝病毒侵犯肝细胞之谜已被科学家们逐渐揭开（图7）。

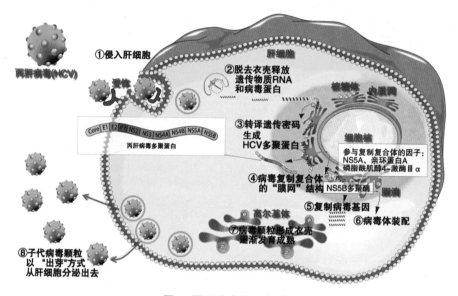

图7 丙肝病毒的生命周期

丙肝病毒感染人体后，随着血流来到肝细胞表面。人的肝细胞表面存在一些被称为丙肝病毒"受体"的蛋白质。在这些受体中，有的可以"招募"或"吸引"病毒在肝细胞表面"抛锚"，有的可以把病毒牢牢地"黏附"在肝细胞表面。目前已经发现肝细胞表面至少有4种受体为丙肝病毒入侵细胞打开方便之门。

丙肝病毒在肝细胞表面受体们的帮助下"黏附"在肝细胞表面后，肝细胞膜则会将病毒包裹起来。这时，丙肝病毒会"脱"去自己的外衣，与包裹它的肝细胞膜融合，并被肝细胞"吞"入到细胞浆内。

进入肝细胞后，病毒将自己的遗传物质——核糖核酸（RNA）和蛋白质释放到肝细胞浆内。但丙肝病毒并不像乙肝病毒那样钻到肝细胞核内扎根。

丙肝病毒特别会就近取材，利用肝细胞质中的细胞器繁衍后代。肝细胞里的"内质网"（一些管状结构）和"核糖体"（附着在内质网上像串珠一样的结构）有合成氨基酸和蛋白质的功能，丙肝病毒会利用这些细胞器来复制自己的"后代"。

肝细胞中的内质网和核糖体首先"转译"丙肝病毒的遗传"密码"——RNA，合成出"丙肝病毒多聚蛋白"。这种"丙肝病毒多聚蛋白"中含有两类病毒蛋白成分。一类被称为病毒的"结构蛋白"。"结构蛋白"是成熟病毒的组成结构或成分，如病毒核心蛋白、病毒包膜蛋白等。没有这些"结构蛋白"，就无法组装出子代病毒。另一类病毒蛋白称为"非结构蛋白"。顾名思义，成熟的病毒结构或成分中不包括这些"非结构蛋白"。目前发现，"丙肝病毒多聚蛋白"至少可剪出10个病毒蛋白片段，其中包含6个"非结构蛋白"。根据"非结构蛋白"的英文"Non Structural Protein"医生们把它缩写成"NS"，并把这6个"非结构蛋白"分别命名为：NS2、NS3、NS4A、NS4B、NS5A和NS5B。

大家可不要小看病毒的"非结构蛋白"。它们虽然不是病毒的组成部分，但它们在病毒复制过程中起着促进病毒复制和（或）协助病毒蛋白组装等非常重要的作用。近年来，科学家们就是把这些"非结构蛋白"作为抗丙肝病毒药物的"靶位"，研制出抑制它们的小分子直接抗病毒药物，达到抑制丙肝病毒复制，治愈丙型肝炎的目的。

这个"丙肝病毒多聚蛋白"虽然包含了复制病毒所需要的所有基因和蛋白质，但它的分子太大了，就像一个"集装箱"，肝细胞器很难对其加工、处理。必须先用蛋白酶把"丙肝病毒多聚蛋白"剪切成许多小段，拆开这个"集装箱"，使里面的工具和零件能够各司其职，再与肝细胞中的多种因子相互作用，才能完成丙肝病毒的复制过程。剪切"丙肝病毒多聚蛋白"的工作是由"非结构蛋白"NS3在NS4A辅助下完成的。NS3是一种蛋白酶，科学家们已经研究出一些NS3/4A蛋白酶抑制剂治疗丙型肝炎（见第65条：什么是NS3/4A蛋白酶抑制剂）。

在丙肝病毒"结构蛋白"和"非结构蛋白"的"集装箱"包装被拆开后，病毒就要开始复制了。在复制子代病毒之前，病毒的"非结构蛋白"先要联合肝细胞内的物质在肝细胞内"制造"一台复制"机器"。在这台复制"机器"中起关键作用的是"非结构蛋白"NS5A。NS5A和肝细胞中的一些物质一起组成一种像"膜网"一样的结构，被称为"病毒复制复合体"。"病毒复制复合体"就像一台复制病毒的"机器"，子代病毒就是在这种"病毒复制复合体"中复制出来的。NS5A不仅参与"病毒复制复合体"的组成，控制病毒复制，而且还在参与病毒的成熟和装配。因此，科学家们研制出一些能有效地抑制NS5A的新药，阻止其在病毒复制中发挥作用，从而达到抑制丙肝病毒复制的目的（见第76条：什么是NS5A抑制剂）。

"非结构蛋白"NS5B是丙肝病毒复制中的另一个重要"工具"，起着"催化"病毒复制的作用，被医生称为丙肝病毒"聚合酶"。在"病毒复制复合体"中，丙肝病毒以自己的正链RNA为模板，在NS5B聚合酶的作用下，复制出互补的负链RNA，再以负链RNA为模板复制出大量子代病毒RNA。科学家们以NS5B聚合酶为药物攻击的"靶位"，研究出一些专门抑制NS5B聚合酶的药物。在NS5B聚合酶抑制剂的作用下，病毒空有模板，而得不到NS5B聚合酶的"催化"作用，则无法复制出子代病毒（见第72条：什么是NS5B聚合酶抑制剂）。

最后，复制出来的所有病毒RNA和蛋白质会集中到肝细胞内的"脂滴"周围，在NS5A等非结构蛋白的参与下组装成病毒颗粒，经过进一步"加工"，形成核衣壳，逐渐发育成熟，成为具有感染性的子代病毒，以"出芽"的方式，从肝细胞中分泌出去，继续感染其他肝细胞。这就是丙肝病毒在肝细胞内的"生命周期"。

近年来，随着丙肝病毒复制之谜逐渐揭开，越来越多的直接抗病毒新药被科学家们开发出来。这些直接抗病毒药物为丙型肝炎的治疗树立了一个跨时代的全新里程碑，使丙型肝炎的治疗进入到无干扰素、安全且短疗程的口服药物治疗新时代。丙型肝炎已经成为一种可以完全治愈的疾病了！

7. 丙肝病毒的致病机制有哪些

丙肝病毒感染肝细胞后可用多种手段在肝细胞内进行破坏活动。早在

20多年前，就有医生发现丙肝病毒与乙肝病毒不一样，丙肝病毒造成肝损害的程度与病毒复制有明显的相关性。经干扰素治疗的患者随着病毒复制被抑制，肝功能会很快恢复正常。因此认为，丙肝病毒可以直接破坏肝细胞，导致肝损伤。

但进一步的研究发现，丙肝病毒也会像乙肝病毒那样在肝细胞内挑起免疫战争。由于丙肝病毒的高度变异性，导致免疫系统总是不能产生有效的抗体清除入侵的病毒。这种状态"激怒"了T淋巴细胞，导致细胞免疫功能异常，产生一些细胞因子跑到肝脏中杀伤被病毒感染的肝细胞，导致肝细胞损伤。丙肝病毒的复制速度很快，每天可复制出10^{12}个子代病毒颗粒。病毒的快速复制远远超出了免疫系统对病毒的清除能力。在这种情况下，一方面是免疫系统在清除病毒的同时导致了肝损伤，另一方面是病毒源源不断地复制并感染新的肝细胞，导致了感染的慢性化。

丙肝病毒作恶不仅限于肝脏，它还会改变人体代谢，导致糖代谢、脂代谢紊乱，引起肝细胞脂肪变性。丙肝病毒还常常侵犯淋巴细胞，引起免疫系统紊乱，诱发多种自身免疫性疾病（见第34条：丙型肝炎的肝外系统损害有哪些）。

但丙肝病毒也有弱点。它感染肝细胞后，只待在肝细胞浆内复制，不像乙肝病毒那样会"钻"进肝细胞核内"扎根"。所以，经过有效的抗病毒治疗，丙肝病毒比乙肝病毒更容易被清除，达到完全治愈。

二、丙型肝炎的传播途径
及其预防

8. 丙型肝炎是如何传播的

丙型肝炎与乙型肝炎、艾滋病的感染途径相似，都可以经过血液、性接触和母婴传播（图8）。但丙型肝炎以血液传播为主，性传播和母婴传播较少见。我国自1993年对献血员筛查丙肝病毒抗体后，输血感染丙肝病毒的患者明显减少。可是，不安全注射

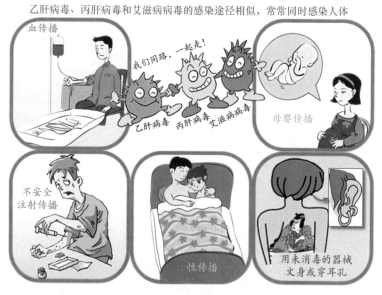

图8　丙型肝炎的传播途径

（静脉注射毒品、使用非一次性注射器和未经严格消毒的医疗器械）同样可传播丙型肝炎，并已成为我国丙型肝炎传播的主要途径。另外，与别人共用剃须刀、牙刷，用未经消毒的器械文身和穿耳环孔等也是丙肝病毒和其他经血传播病毒潜在的传播方式。

丙肝病毒是乙肝病毒、艾滋病病毒的"好朋友"，在一些高危险人群中，它们经常"手拉手"藏在血液内，一起"钻"进人体，使人同时感染丙肝病毒、乙肝病毒或艾滋病病毒，被医生称为"共感染"或"重叠感染"。因此，预防丙型肝炎的同时也预防了乙型肝炎和艾滋病。

9. 什么人容易感染丙肝病毒

尽管丙肝病毒与乙肝病毒一样可以引起人类慢性肝炎，但两者感染的人群有所不同。乙肝病毒多为自幼感染，感染年龄越小，慢性化程度越高；而丙肝病毒多为成年人感染，感染年龄较小者自发性病毒清除率越高。在全球，丙肝病毒感染的高峰在20世纪中期，因此，丙肝病毒感染者中55～64岁人群的比率最高。在美国3/4的感染者是1945~1965年出生的人。我国丙肝病毒感染者的年龄相对偏小，年龄在50岁左右者占26%。

不同人群中丙肝病毒的感染率也不同。静脉吸毒者中感染率最高，大约为67%；其次是血液透析人群，大约为4.9%。最近，我国的一项丙型肝炎哨点人群监测研究发现，丙肝病毒抗体的阳性率在献血员中为0.31%～0.56%，在孕产妇中为0.16%～0.24%，在血液透析人群中为5.21%～8.25%，在接受过非一次性医疗器械诊治者中为0.65%～1.07%，在吸毒人群中为38.4%～42.8%，在男性同性恋中为0.72%～1.19%。这项调查也同样可以看出，我国吸毒人群感染丙肝病毒的风险最大，其次是血液透析人群。

由于丙肝病毒、艾滋病病毒和乙肝病毒的传播途径相似，艾滋病感染者和乙肝病毒感染者中常可见到与丙肝病毒共感染的病例。全球大约有230万人为艾滋病病毒与丙肝病毒共感染者，我国的艾滋病人群中，丙型肝炎抗体的阳性率高达59%。东欧一项通过随机选择的2200例健康人筛查结果显示，丙肝病毒和乙肝病毒共感染率为0.68%；我国一些研究显示，在慢性丙型肝炎患者中有1.22%～5.34%合并乙肝病毒感染；但在有些国家和地区，丙肝病毒感染者中至少25%同时存在乙肝病毒感染。

10. 什么是不安全注射，怎样注射才安全

近几年来，我国不断发生因不安全注射导致的群体丙型肝炎暴发流行事件。2011年，安徽省亳州市涡阳县168人因在河南某个体诊所接受静脉注射治疗感染丙型肝炎；2012年，广东省河源紫金县的一条街200多人因不安全注射感染丙肝病毒；2013年，国家卫生和计划生育委员会通报了辽宁省丹东东港市一家医保门诊因微创治疗静脉曲张造成99例患者感染丙型肝炎……在输血安全逐渐得到重视以后，不安全注射已经成为丙肝病毒传播的主要方式。据世界卫生组织2000年统计，全球由于不安全注射所致的丙肝病毒感染病例达200万例，占丙肝病毒新发感染的40%～42%。在我国，因不安全注射途径感染的丙型肝炎占到总感染者的30%～49%，有些地区甚至达到60%～90%。

不安全注射不仅可以传播丙型肝炎，还可传播乙型肝炎、艾滋病等多种经血传播的疾病（图9）。有文献表明，污染针头或锐器刺伤导致的

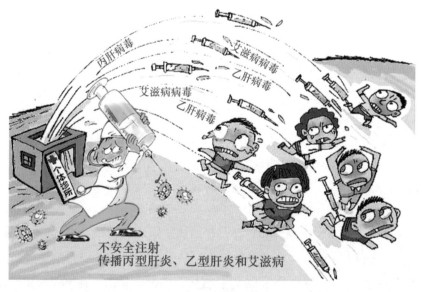

图9　不安全注射的危害

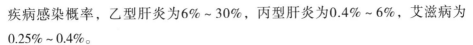

疾病感染概率，乙型肝炎为6%～30%，丙型肝炎为0.4%～6%，艾滋病为0.25%～0.4%。

那么，什么是不安全注射呢？不安全注射表现在许多方面，最主要的形式有三种。

第一种形式：注射器或针头不消毒反复使用。针头中常常会残留微量的患者血液，造成疾病传播。据世界卫生组织统计，全球每年有大约60亿例次注射操作是再次使用未经消毒的注射器或针头。这种不安全注射的情况在发展中国家占所有注射操作的40%；在有些国家，这个比例可高达70%。

第二种形式：过多采用注射治疗。治疗疾病时，过多地采用注射治疗也增加了不安全注射的风险。世界卫生组织指出：“在世界某些地区，注射治疗完全不顾及实际需要与否，其用量之大已不再以合理的医疗规范为依据。在有的情况下，接受初级卫生保健提供者服务的患者中，十人有九人都要接受注射治疗，其中70%以上为不必要的注射或者可以使用口服药物。”而许多患者往往认为注射治疗效果更好也更快，患病后愿意接受注射治疗。但实际上，频繁注射增加了经血传播疾病的风险。

第三种形式：乱丢医疗垃圾。医疗垃圾，尤其是注射器和针头中很可能藏有丙肝病毒或其他致病微生物。用后不处理，随意丢弃，很有可能扎到种地的农民；被孩子捡到，可能伤害孩子；流入黑市再次销售，导致更多的不安全注射，造成疾病传播。我国国务院在2003年就颁布了《医疗废物管理条例》。可是，在一些边远和落后地区，医疗垃圾的处理仍无人监管。

安全注射可以预防或减少40%～42%的丙肝病毒感染。如何注射才算安全呢？

世界卫生组织和全球安全注射网络给安全注射下的定义为：“安全注射、静脉穿刺针采血操作或静脉置入器材，要做到以下几点：①对接受注射者无害；②不会造成医务人员感染疾病的风险；③注射废物不对他人造成危害。”

做到安全注射的三条并非难事（图10）。要大力宣传安全注射的知识，使所有人都了解安全注射的重要意义。让老百姓知道，减少不必要的注射治疗是防止不安全注射的最好方法。发热、腹泻不一定都要打针，大多数可以通过吃药治愈。口服药物不会有乙型肝炎、丙型肝炎和艾滋病传播的风险。

看病要到正规医院和诊所，注射治疗时一定要使用一次性注射器和医疗器械，做到"一人一针一管"，绝对不能使用别人用过的注射器。一次性注射器的价格仅几毛钱，而一旦感染了乙型肝炎、丙型肝炎或艾滋病，几万元也不一定能治好疾病。

　　国家应该加大安全注射的管理，取缔非法诊所，加强医护人员安全注射的培训，提高医护人员安全注射意识，加强医疗垃圾的管理。医生的职责是拯救生命和改善健康，防止医源性疾病的传播是所有医护人员的责任，遵守安全注射操作不仅可以保护患者，同时也保护了医护人员自己。

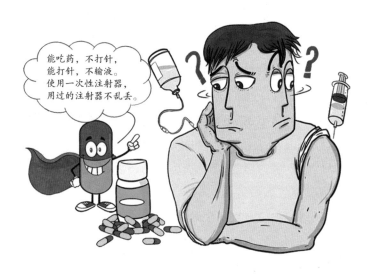

图10　如何做到安全注射

11. 吸毒者为什么容易感染丙肝病毒

　　吸毒人群中感染丙肝病毒的比例最高，估计有67%的吸毒者感染了丙肝病毒（图11）。在世界卫生组织评估的148个国家中，吸毒人群大约有1600万人，其中1000万人感染了丙肝病毒。我国一些调查显示，注射吸毒者中丙肝病毒感染率为38.4%～61.4%，最高的湖北省注射吸毒者中有85.8%感染了丙肝病毒。吸毒者为什么容易感染丙肝病毒呢？

　　吸毒者在成瘾后，口服或其他途径的吸毒方式往往不能满足自己对毒

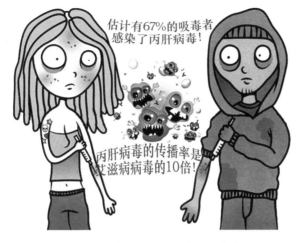

图11　吸毒者最容易感染丙肝病毒

品的需求，因此逐渐发展为静脉注射毒品。静脉穿刺一般是医生和护士在诊断或治疗疾病时，用来为患者取血、补充液体或注射药物的方法。但吸毒者却利用这种方法注射毒品，以达到他们对毒品的需要和满足。由于毒瘾，吸毒者需要频繁注射，甚至几小时就需要注射一次毒品。因此，一次性注射器的使用往往被吸毒者认为是非常巨大的经济负担，沉迷在毒品麻醉中的吸毒者也根本无暇顾及注射器的消毒，毒瘾发作更会使吸毒者无所顾忌地疯狂注射。因此，吸毒者的注射器常常反复使用或与他人共用，很可能在注射过程中感染丙肝病毒和其他经血传播疾病。

　　注射吸毒者中不仅丙肝病毒的感染率高，艾滋病病毒的感染率也很高，而且有许多人是两种病毒的"共感染者"，即一人感染多种经血传播病毒——丙肝病毒、艾滋病病毒和乙肝病毒。有研究显示，丙肝病毒的传播率是艾滋病病毒的10倍，艾滋病患者更容易发生与丙肝病毒的共感染。我国的艾滋病人群中，丙型肝炎抗体的阳性率高达59%。

　　科学家的研究已经证明，吗啡的毒性是鸦片的10倍，海洛因的毒性是吗啡的4倍，1g海洛因分两次注射就足以使一个健康人染上毒瘾。毒品会使吸毒者失去家庭，失去朋友，失去幸福，包括健康和生命！千万不要靠近毒品，不要以为自己有毅力，可以控制自己，一切都只是陷阱。只有远离毒品，才能远离丙型肝炎，远离所有经血传播的疾病，永葆健康和幸福。

12. 慢性肾病和血液透析患者中丙肝病毒感染率为什么较高

在慢性肾病患者中，丙肝病毒的感染率较高。在北欧、美国等西方国家，慢性肾衰竭患者中丙肝病毒的感染率为5%~10%，而在一些发展中国家为20%~50%，沙特阿拉伯甚至高达68%。法国、德国、意大利、日本、西班牙、英国和美国的一项包括308个血液透析中心8615例患者的调查显示，血液透析患者中丙肝病毒的感染率为2.6%~22.9%（平均13.5%）（图12）。我国的调查显示，在血液透析人群中丙肝病毒感染率为5%~8%，少数医疗单位的血液透析患者中丙肝病毒感染率高达30.2%~38.1%；而2006年病毒性肝炎血清流行病学调查显示，我国1~59岁人群丙肝病毒抗体阳性率仅为0.43%。那么，慢性肾病和血液透析患者中丙肝病毒的感染率为什么较高呢？

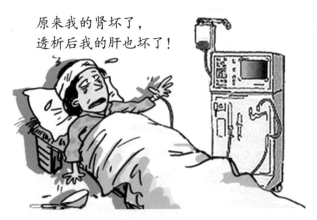

原来我的肾坏了，透析后我的肝也坏了！

图12　血液透析患者中丙型肝炎流行率较高

首先，丙肝病毒感染是引起慢性肾脏疾病的原因之一。丙肝病毒感染不仅可以引起慢性肝病，还可以导致多种肝外系统损害，如冷球蛋白血症、淋巴组织增生性疾病和肾脏疾病。混合性膜增生性肾小球肾炎合并Ⅱ型冷球蛋白血症即为丙型肝炎相关性肾病中最主要的类型。有研究显示，约半数丙肝病毒感染者会发生肾脏疾病。

慢性肾病和血液透析患者中丙肝病毒感染率较高的另一个重要原因是医源性感染。医源性感染是丙型肝炎流行的一个重要原因。除了不安全注射外、输血和血制品、许多介入性治疗和手术等都可能造成丙肝病毒的传播。慢性肾病和持续透析的患者常常需要注射治疗、输血和血制品、定期实施血液透析，最终需要进行肾移植手术。这些治疗措施都增加了患者感染丙肝病毒的机会。全球大约4.9%的血液透析患者合并丙肝病毒感染。透析的时间越长，感染率越高。38%感染了丙肝病毒的透析患者经历了16年以上的透析治疗。

近20多年来，全球丙肝病毒的流行率明显下降，但在慢性肾病和持续血液透析的人群中，丙肝病毒的感染率却依然很高。全球改善肾脏疾病预后委员会认为，其中很大程度与这些患者的医源性感染有关。我国近年来也多次曝光一些医院透析室导致透析患者感染丙肝病毒的事件：2008年6月，4名在大连市××医院治疗的尿毒症患者在透析期间被查出得了丙型肝炎；2009年3月，山西太原两家医院47名血液透析患者中，20名患者丙肝病毒抗体阳性；当年4月，沈阳××医院肾脏病房多次重复使用一次性透析管道造成病房内丙型肝炎流行；同年12月，安徽××医院透析室50多例患者中发现了30例丙型肝炎，有19人被确定为透析期间感染……血液透析为什么会导致丙肝病毒的传播呢？

首先是共用透析设备。中东地区有一项调查显示，在没有为丙型肝炎患者专设透析机前，透析患者中的丙肝病毒年感染率为6.8%；在对丙肝病毒感染者进行隔离，专用病房和透析机后，年感染率下降到1.01%。

第二，透析器反复使用。透析器复用可以降低"首次使用综合征"和过敏反应的发生率，并可减少透析费用。但据巴基斯坦报道，复用透析器的患者丙肝病毒感染率为60%，而使用一次性透析器的患者丙肝病毒感染率仅17%。

第三，透析设备消毒不严格。意大利的研究显示，在透析病房未采取任何消毒措施之前，透析者中的丙肝病毒感染率为25%～39.4%；后来他们对丙肝病毒感染者不分机，但对透析设备进行严格消毒，2年后丙肝病毒的年感染率降低至0.54%；又经过3年，他们对丙肝病毒感染采取既分机透析，又严格消毒透析设备后，丙肝病毒的年感染率下降到0.36%。比利时的透析病房透析器反复使用，但对丙型肝炎采用严格的分管分机和消毒措施，54个月后使丙肝病毒感染率降低为0。这些结果显示，对透析设备和透析器进行严格消毒是控制血液透析患者丙肝病毒感染的有效方法。

第四，反复输血。透析患者常常会发生贫血，输血治疗的机会较多。我国有文献报道，每输一次血，丙型肝炎感染的危险性增加1.8%。开普敦大学医院在其他措施未改变的情况下，仅减少了透析患者的输血次数，丙肝病毒感染率从1992年的16.4%下降到1995年的5.3%。

第五，护士的行为。沙特阿拉伯的研究显示，护理丙肝病毒感染者后护士的洗手液中丙肝病毒检出率为23.75%。如果护士不注意洗手，再去为其他患者进行静脉穿刺，就有可能造成丙肝病毒的传播。

第六，透析患者多存在尿毒症、贫血等并发症，机体免疫功能低下，是医院感染的高危人群，感染丙肝病毒后自发性病毒清除率低。

综上所述，透析室里的严格、规范管理和消毒隔离对预防丙肝病毒感染是十分重要的。医疗单位要按照2010年3月原卫生部公布的《医疗机构血液透析室管理规范》对透析室进行严格管理，包括：对透析室的医务人员进行严格培训，学习丙型肝炎等经血传播疾病的预防知识；对前来透析的患者应进行乙型肝炎、丙型肝炎、艾滋病等经血传播疾病的筛查，透析过程中也要定期复查；透析室工作人员要严格执行消毒隔离措施，对丙型肝炎、乙型肝炎、艾滋病患者实施隔离治疗，包括治疗室、工作人员、机器设备、所有医疗用品均不可混用，避免反复使用透析器；提高透析质量，增加促红细胞生成素的使用，减少输血及血液制品的使用，严控透析患者中丙肝病毒的传播。

13. 如何防止输血传播丙型肝炎

丙肝病毒的主要传播途径是通过血液传播，把住血源安全和合理输血这两道关，是预防输血传播丙型肝炎的关键（图13）。

对于血源安全，我国政府从1993年开始对献血员进行丙肝病毒抗体筛查，1995年开始对输血工作的管理加大力度；1998年颁布了《中华人民共和国献血法》，推行无偿献血。通过检测血清丙肝病毒抗体、HCV RNA、丙氨酸氨基转移酶（ALT），严格筛选献血员，保证患者用血安全，从根本上、源头大大降低了丙肝病毒输血传播的风险。1993年4月至1994年11月，上海市输血后丙型肝炎的发病率大约在10%左右；1995年以后，上海对献血者全面实行丙肝病毒抗体检测，3年以后输血后丙型肝炎的发病率降低到0.6%。

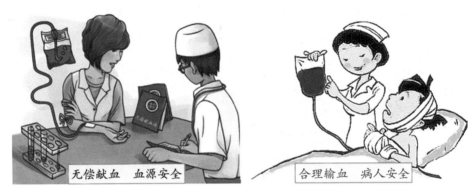

无偿献血　血源安全

合理输血　病人安全

图13　无偿献血，合理输血，预防丙型肝炎和其他血传播疾病

关于安全输血，就是要进行合理的临床输血，即只给确实需要用血的患者输血，避免一切不必要的输血。尽管目前检测丙肝病毒抗体的第三代试剂盒诊断准确率已经达到99%，但在丙肝病毒感染的"窗口期"，也有可能发生极少数漏网者（见第23条：什么是丙肝病毒感染的"窗口期"）。一些消毒方法有可能破坏血液中的某些成分，使某些血制品（如八因子）在制作和提取过程中不能用消毒的方法去除或灭活丙肝病毒。因此，把住用血安全这一关也是十分重要的。临床治疗中输血和血制品的使用需要有一定临床指征，不要把血液和血制品当成"补药"滥用。医生要尽量减少不必要的输血和血液制品的应用。滥用血制品不仅浪费了血源，还会增加丙肝病毒感染的风险。在一家医院里，曾发生过这样两个故事：一位医生因宫外孕突然大出血，紧急送到医院抢救。这位医生在出血性休克的冥冥之中尚有一丝意识，她紧紧地抱住自己的胳臂，坚决拒绝输血。最终医生们为她回输了她出在腹腔里的血液，利用自己的血，挽回了自己的生命。还有一位医生患了乳腺

癌，在做乳腺癌手术前她提出要求：除非大出血，尽量不要输血和其他血制品。最终，她没有输血，手术也成功了。两位医生为什么拒绝输血？因为她们在医院里亲眼看见过很多因输血感染的肝炎、艾滋病，害怕输血会感染这些疾病。如果每一位医生都像这两位医生捍卫自己的血管那样，去捍卫患者的血管，合理地进行临床输血，患者的用血安全才有保证，输血感染的丙型肝炎和其他经血传播疾病才有可能减少。

14. 怎样预防丙型肝炎的性传播

丙肝病毒可以通过性接触传播，但夫妻间丙型肝炎的性传播率要低于乙型肝炎，很少发现丙肝病毒感染者的配偶同患丙型肝炎。有研究表明，丙型肝炎夫妻间的感染率大约为10%，但其感染因素并非性传播所致，而主要为夫妻间生活中的血液暴露所致，如共用注射器、剃须刀、牙刷、文身等，这种血液暴露的情况也可以导致家庭其他成员感染丙肝病毒，而在没有血液暴露的情况下丙肝病毒在夫妻间的传播率很低，甚至不建议感染者在性生活时使用安全套。美国有5项研究证实，在没有血液暴露（共用注射器、剃须刀、牙刷、文身等）的情况下，与丙肝病毒感染者长期性生活，配偶间丙肝病毒感染率平均为1.5%，估计单个配偶间的感染率为每年0～0.6%。但在性乱人群中，丙型肝炎的性传播率则明显升高，其感染率大约为每年1%。

丙肝病毒性传播的风险与性伙伴多少、男–男同性恋、性器官破损程度和机体抵抗力有关。男–男同性恋、有多个性伙伴者的丙肝病毒性传播的风险增加。同时伴有其他性传播疾病者，特别是同时感染梅毒或艾滋病病毒者，感染丙肝病毒的危险性更高。

图14是国外网站中流行的一张"性暴露表"（Sexual Exposure Chart），对性传播疾病风险的说明很有意义。从这张"性暴露表"中可以看出，如果你只有1个性伙伴，你的配偶也只有你1个性伙伴，你性暴露的人数也只有1个；如果你有4个性伙伴，你的配偶也有4个性伙伴，你就有和15个不同的人发生性暴露的机会（见图14第4行）……性传播疾病（包括丙型肝炎、艾滋病等）感染的风险与性伙伴多少有关，性伙伴越多，感染的风险越高，其风险是以指数形式增长的。如何预防性传播感染丙肝病毒和其他性传播疾病？看

看这张"性暴露表"，不用多说大家都能明白。

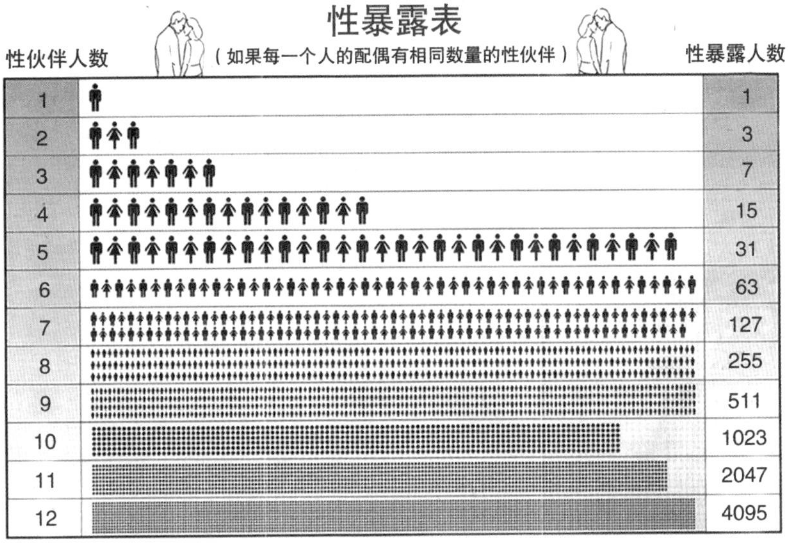

性暴露表
（如果每一个人的配偶有相同数量的性伙伴）

性伙伴人数		性暴露人数
1		1
2		3
3		7
4		15
5		31
6		63
7		127
8		255
9		511
10		1023
11		2047
12		4095

图片来源：http://www.peerchallenge.com/risks.php

图14 性传播疾病感染风险的性暴露表

15. 丙型肝炎会通过母婴传播吗

丙肝病毒与乙肝病毒一样，可以通过母婴传播。2007年世界卫生组织对我国6个不同区域丙型肝炎流行情况评估的结果显示，我国女性抗HCV的阳性率为0.68%；在HCV抗体阳性的妊娠妇女中大约2/3检测出HCV RNA，显示其在丙型肝炎的活动期。另有多项调查显示，丙肝病毒感染者中女性占33.3%~46.5%，而在女性丙肝病毒感染者中，约23%年龄为40岁以下的育龄妇女。这些感染者在生育时可能面临丙肝病毒母婴传播的风险。但丙肝病毒的母婴传播率远远低于乙肝病毒，抗HCV阳性的母亲母婴传播的风险大约为2%，HCV RNA阳性的母亲母婴传播的风险为4%~8%。其中的原因可能是丙肝病毒水平传播率较低，母婴传播的主要风险是宫内感染。但如果丙肝病毒感染的母亲同时还感染了艾滋病病毒，其母婴传播的危险性会增加至11%~25%。

丙型肝炎母婴传播的主要途径是子宫内感染和产时感染。英国一项研究显示，宫内感染占31%，产时感染占68%，但与分娩方式无关，剖宫产并不能减少丙肝病毒的母婴传播率。由于检测试剂的敏感性，检测到HCV RNA的时间延迟，可能至少有1/3～1/2的母婴传播为宫内感染。产后感染尽管不能排除，但非常罕见，通过母乳传播的可能性极小。

图15是预防丙型肝炎母婴传播的路线图。有生育计划的女性都应在孕前检查中筛查丙肝病毒抗体（抗HCV）。丙型肝炎是可以治疗的。若在孕前发现丙肝病毒感染，应先治疗再生育。由于干扰素和利巴韦林有明显的副作用，且干扰素有抗细胞增殖作用，利巴韦林对胎儿有致畸作用，因此在干扰素和利巴韦林治疗期间应注意避孕，治疗结束6个月后再怀孕。未治愈或已经怀孕的丙肝病毒感染母亲，应进行丙肝病毒复制指标（即：HCV RNA）的检测。如果HCV RNA为阳性，应避免羊膜腔穿刺和其他侵入性胎儿检测，尽量缩短分娩时间，保证胎盘的完整性，减少新生儿暴露于母血的机会，尽量避免丙肝病毒的母婴传播。

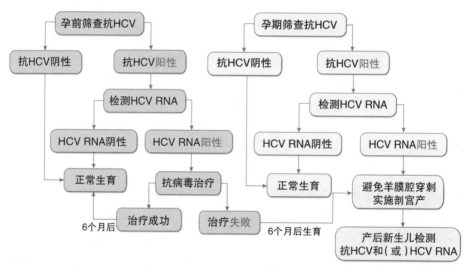

图15　丙型肝炎母婴传播的预防

16. 如何知道孩子是否因母婴传播感染了丙肝病毒

母亲体内的丙肝病毒抗体（抗HCV）和病毒抗原都可通过胎盘或在分娩时进入胎儿或新生儿体内，因此新生儿出生时检测到抗HCV或丙肝病毒核糖核酸（HCV RNA）并不能确定孩子经母婴传播感染了丙肝病毒。丙肝病毒感染母亲在分娩时也很可能通过血液或阴道液造成新生儿一过性丙肝病毒感染，这种一过性感染在新生儿出生后病毒很可能逐渐被清除。那么，丙肝病毒感染的母亲如何知道自己的孩子是否因母婴传播感染了丙肝病毒呢？

新生儿从母体获得的丙肝抗体在出生 6 个月后才逐渐消失。如果在新生儿出生后 18 ~ 24 个月仍可检测出抗 HCV，应认为是婴儿自身产生的抗体，很可能是被母亲体内的病毒感染，应进一步检测 HCV RNA。如果新生儿在出生后 2 ~ 6 个月 HCV RNA 仍呈阳性并持续阳性到出生 12 个月后，可以确认新生儿被母亲体内的病毒感染，母婴阻断失败。2011 年意大利医生对丙型肝炎垂直传播的文献进行综述，提出了一个丙型肝炎母 - 婴垂直传播的诊断流程（图 16），可供我们参考。

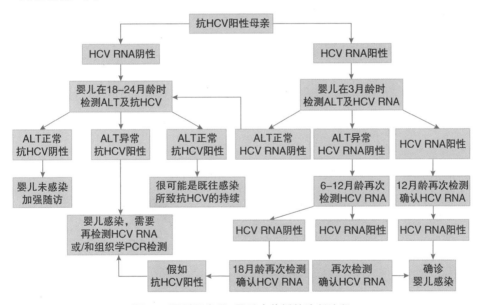

图16 丙型肝炎母-婴垂直传播的诊断流程

近年来发现，婴儿经母婴垂直传播感染丙肝病毒后自身清除率明显高于成年感染者，75% ~ 92%左右的婴儿可清除丙肝病毒。但未能自身清除丙肝病毒的感染儿童其临床表现是多样性的，可以为无症状的携带者，也可能会发展为慢性肝病，甚至导致肝硬化。丙肝病毒感染儿童血清中ALT升高可以作为肝病进展的重要指标，持续性ALT水平升高者主要在

HCV RNA阳性病例中发现。因此，丙肝病毒感染儿童应定期进行ALT和HCV RNA的监测。

17. 丙肝病毒感染的母亲能不能给孩子喂母乳

丙肝病毒感染母亲产后哺乳对婴儿的影响至今尚无明确的流行病学调查。母乳和初乳中可以检测到 HCV RNA。因此有人认为，丙肝病毒感染的母亲母乳喂养有一定风险，尤其是 HCV RNA 载量较高者，可能通过母乳或通过婴儿吸吮破损的乳头而使婴儿感染。这些母亲最好避免母乳喂养。但目前大多数学者认为，感染丙肝病毒的母亲母乳喂养与非母乳喂养相比，未增加新生儿感染丙肝病毒的风险。这可能是因为母乳中的 HCV RNA 浓度太低，少量的丙肝病毒可能很容易被胃液灭活，初乳和母乳中的丙肝病毒特异性免疫球蛋白可能避免婴儿期丙肝病毒的感染从而保护婴儿。因此，2011 年欧洲肝病研究学会发布的《丙型肝炎管理指南》简称：欧洲《丙肝指南》和 2015 年美国胃肠病学院的《肝脏疾病与妊娠指南》均推荐：对于慢性丙肝病毒感染的产妇，只要其艾滋病抗体阴性且未静脉吸毒，即可进行母乳喂养。

总结以上意见，本书作者建议如下（图17）。

（1）单纯抗HCV阳性母亲可以正常母乳哺养；

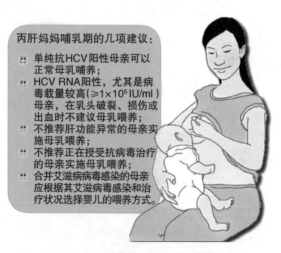

丙肝妈妈哺乳期的几项建议：

- 单纯抗HCV阳性母亲可以正常母乳哺养；
- HCV RNA阳性，尤其是病毒载量较高($\geqslant 1 \times 10^5$ IU/ml)母亲，在乳头破裂、损伤或出血时不建议母乳喂养；
- 不推荐肝功能异常的母亲实施母乳喂养；
- 不推荐正在接受抗病毒治疗的母亲实施母乳喂养；
- 合并艾滋病病毒感染的母亲应根据其艾滋病病毒感染和治疗状况选择婴儿的喂养方式。

图17 丙肝病毒感染母亲哺乳的建议

（2）HCV RNA阳性者尤其是病毒载量较高（$\geq 1 \times 10^5$ IU/ml）者，在乳头破裂、损伤或出血时暂停母乳喂养；

（3）肝功能异常的丙肝病毒感染母亲不建议母乳喂养；

（4）母亲在接受抗病毒药物治疗期间不建议哺乳；

（5）合并艾滋病病毒感染的母亲应根据其艾滋病病毒感染和治疗状况选择婴儿的喂养方式。

18. 与丙肝病毒感染者密切接触会被传染吗

丙肝病毒与乙肝病毒、艾滋病病毒一样，不会通过接吻、拥抱、喷嚏、咳嗽、食物、饮水、共用餐具和水杯等途径传播。因此，丙肝病毒感染者不用隔离；只要他的肝功能正常，就可以和正常人一样学习和工作（图18）。

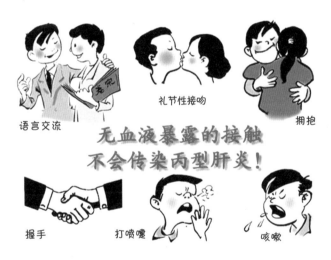

图18 无血液暴露的接触不会感染丙型肝炎

丙肝病毒感染者的家庭成员应注意不要共用注射器、剃须刀、牙刷等物品，对有性乱史者应定期检查，加强管理，采用安全的性交方式，避免丙肝病毒的传播。丙型肝炎是可以治疗的。因此，治疗丙型肝炎是预防丙肝病毒在家庭内部传播和性传播的最好方法。

19. 丙肝病毒"意外暴露"后怎么办

意外接触丙肝病毒感染者的血液或体液在医学上有一个名词叫作"意外暴露"。经常有人向医生提问：和丙肝病毒感染者一起吃饭算不算"意外暴露"？和丙肝病毒感染者一起打球或者共用一台电脑算不算"意外暴露"？

丙型肝炎与乙型肝炎、艾滋病一样，不会通过接吻、拥抱、喷嚏、咳嗽、食物、饮水、共用餐具和水杯等途径传播。这些一般性接触不能算"意外暴露"。丙肝病毒的"意外暴露"是指皮肤、黏膜新鲜破损时意外接触了丙肝病毒感染者的血液或体液。这种情况主要发生在医务人员中，在一般人群中罕见。例如：医务人员在医疗、护理丙型肝炎患者的过程中被患者用过的针头或锐器刺伤、切割伤等。

丙肝病毒通过皮肤伤口或黏膜破损而感染的机会与伤口大小、深浅和新鲜程度有关。小而浅的划痕，陈旧的伤口由于血管已经闭合，病毒很难进入。据调查，医务人员丙肝病毒意外暴露的风险为3.5%～5%，暴露后感染丙肝病毒的概率为0.5%～1.9%。医务人员感染丙肝病毒不仅影响医务人员的健康，而且增加了丙肝病毒在医院中传播的风险。因此，医务人员在工作中要特别小心，避免被针头、手术刀等锐器刺伤。一旦被丙肝病毒感染者用过的医疗锐器刺伤，应立即从伤口处向外挤出血液，并用清水或生理盐水冲洗。

丙型肝炎的预防与乙型肝炎不同。丙型肝炎没有疫苗，也没有对抗丙肝病毒的特异性免疫球蛋白，部分"意外暴露"的感染者可自发性清除病毒而自愈。"意外暴露"的感染者中仅有25%～30%可出现肝炎的临床症状，大多数感染者无症状，因此在"意外暴露"后需要严密监测。

医务人员发生丙肝病毒意外暴露后，需要每4周检测肝功能、丙肝病毒抗体（抗HCV）和HCV RNA至12周（图19）。如果12周时检测抗HCV和HCV RNA均阴性，可于16～24周间复查1次，如果16～24周未发现上述检查异常，则可以排除丙肝病毒感染。如果出现抗HCV阳性和（或）HCV RNA阳性，应考虑丙肝病毒感染，继续监测肝功能、抗HCV和HCV RNA。若16～24周HCV RNA转为阴性，考虑丙肝病毒自发性清除，则不必治疗；若16～24周HCV RNA持续阳性，未发生自发性病毒清除，应按照急性丙肝病毒感染的治疗方案及早进行抗病毒治疗（见第117条：急性丙型肝炎是否需要治疗）。早期治疗可降低54%～68%的感染者发展为慢性丙肝病毒感染。但目前全球所有的丙型肝炎诊治指南均没有建议对丙肝病毒"意外暴露"者像艾滋病病毒"意外暴露"一样常规给予抗病毒药物进行预防性治疗。

感染了丙肝病毒的医务人员在未治愈前不应对患者进行有可能传播丙肝病毒的暴露性医疗操作，以免造成丙肝病毒的医源性传播。

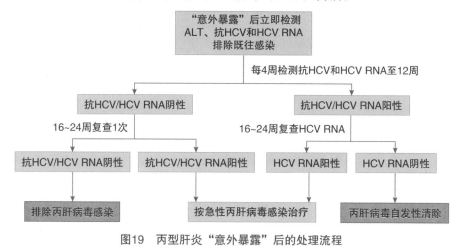

图19　丙型肝炎"意外暴露"后的处理流程

20. 被丙肝病毒污染的物品应如何消毒

丙肝病毒在潮湿环境中或在人的血液中可存活较长时间。在37℃的水中，丙肝病毒可存活96小时；在血液中室温下可存活至少7天，4℃环境中可存活至少12天。在注射器针头、透析管等医疗器械的残留血液中的丙肝病毒在几天内都有传染性，可能通过共用注射器、血液透析或介入性医疗操作传播。因此，不能与他人共用注射器，使用过的医疗器械要经过严格消毒才能用于他人的治疗。

丙肝病毒对外界的抵抗力不强，对温度较敏感，加热100℃ 5分钟或60℃10小时或用高压蒸汽消毒都可使病毒灭活。丙肝病毒对三氯甲烷（氯仿）、次氯酸钠、甲醛、乙醚等化学消毒剂均较敏感，用20%次氯酸钠可消除其传染性，用10%～20%氯仿溶液浸泡可杀灭丙肝病毒；在病房中使用甲醛熏蒸可以将丙肝病毒污染的物品消毒，并杀灭空气中的丙肝病毒。

21. 丙型肝炎疫苗为何难产

目前尚无用于预防丙肝病毒感染的疫苗，丙型肝炎的预防主要依靠切断传播途径，尤其是经血传播的途径。

丙肝病毒与乙肝病毒不同。乙肝病毒属于DNA病毒，病毒基因通常比较稳定，在复制时会通过"拼写检查"式活动修正DNA复制过程中发生的错误，任何一次病毒DNA的复制，都与原版病毒DNA保持高度一致。所以，人们可以研制出用于预防乙型肝炎的疫苗。而丙肝病毒属于RNA病毒，在复制过程中经常会发生"拼写错误"，其变异速度比DNA病毒快100万倍（见第5条：丙肝病毒为什么容易变异）（图20）。机体的免疫系统刚刚对原来的病毒抗原产生抗体，在迅速突变的新病毒株面前抗体则很快失效；而再产生能对抗新病毒基因的抗体时，病毒基因又发生了新的变化，从而逃避人体免疫系统对它的清除。即使像流感病毒那样研究出了疫苗，每年还要根据新出现的变异病毒株研究新的疫苗，不停地进行预防接种。因此，我们说丙肝病毒特别"狡猾"，它能像"孙悟空七十二变"一样不停地发生变异，逃避免疫系统对它的攻击。在这种多变的病毒面前，人们也很难研制出有效的疫苗。

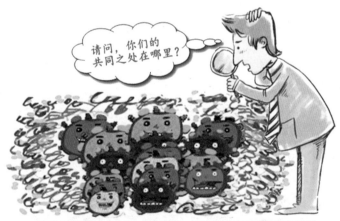

6种基因型别、至少68个亚型，丙肝病毒的高度变异性使科学家们很难找到它们共有的特征来研制疫苗。

图20 丙肝病毒的多变性导致疫苗难产

三、丙肝病毒感染的筛查和诊断

22. 什么是丙肝病毒抗体及病毒RNA

丙肝病毒感染人体后，会刺激机体免疫细胞产生一些被称为"抗体"的蛋白质，即：丙肝病毒抗体（简称：抗HCV）。如果在血液中检测到抗HCV阳性，说明感染了或曾经感染过丙肝病毒。抗HCV一般在感染后4～32周逐渐出现，到丙肝病毒被清除后仍可持续阳性数年。大家都知道，抗体一般是免疫系统用来消灭病毒或细菌的"武器"。但目前能够检测到的抗HCV却没有保护机体或清除病毒的作用，只能作为丙肝病毒"光顾"机体的标志。

丙肝病毒基因RNA（HCV RNA）是丙肝病毒的遗传物质，也是病毒复制的标志，可以像乙肝病毒DNA的检测一样，通过一种被医生们称为"多聚酶链反应"（polymerase chain reaction，英文缩写：PCR）的技术从血液中检测出来，其单位用"10^n"国际单位/毫升（IU/ml）或拷贝/ml（copies/ml）来表示。以往多用"10^n"拷贝/ml（copies/ml）来表示，但不同试剂的检测值差异较大。1997年世界卫生组织建立了HCV RNA核酸检测技术标准，统一制定了标准物质，赋予其"国际单位（IU）"值，发放给各个PCR试剂厂商，让他们把各自检测结果和标准物质比较，从而使检测结果尽量统一，并推荐HCV RNA的单位使用"IU/ml"。因此，近年来HCV RNA的检测报告大多使用"IU/ml"。HCV RNA是确诊丙肝病毒感染最重要的检测方法，也是医生判断抗丙肝病毒药物疗效的重要指标。在丙型肝炎治疗前及治疗期间均应检测HCV RNA，根据HCV RNA水平决定治疗和判断疗效。

丙肝病毒的复制能力比乙肝病毒弱。在丙肝病毒急性感染期，血清中的HCV RNA水平可达到$10^5 \sim 10^7$IU/ml；在慢性感染阶段，大多数感染者血液中HCV RNA水平在$10^5 \sim 10^6$IU/ml以下。不同的丙肝病毒感染者HCV RNA水平存在很大差异，而同一名感染者血液中HCV RNA水平相对稳定。HCV RNA水平的高低与慢性丙型肝炎疾病的严重程度和疾病进展并无绝对相关性，但可作为抗病毒治疗的疗效评估指标。在判断抗病毒药物的疗效时，HCV RNA的检测应该用较灵敏的试剂，检测值下限最好是<15IU/ml，以便医生判定治疗后的病毒学应答状况，预测治疗的预后并决定疗程。

23. 什么是丙肝病毒感染的"窗口期"

一般来说，丙肝病毒侵入人体后抗体不会马上产生，需要经过4~32周才能从血清中检测到抗HCV（图21）。从病毒感染到能够从血中检测到抗HCV的这段时间，被医生称为丙肝病毒感染的"窗口期"。在这段"窗口期"时

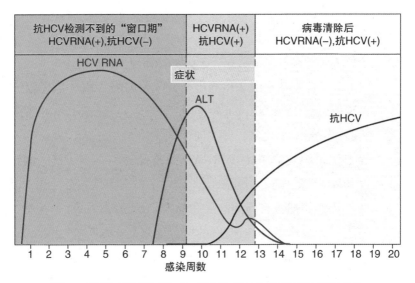

图21　丙肝病毒感染后HCV RNA和抗HCV的出现时间和变化

间内，尽管血清抗HCV阴性，但实际上血液内已经存在丙肝病毒的复制，并具有传染性。如果丙肝病毒感染者在感染的"窗口期"去献血，很可能因其血液中不能检测出抗HCV而发生漏检，造成丙肝病毒的传播。1996年瑞典曾报道1例"窗口期"丙肝病毒感染者献血造成两人发生丙肝病毒感染的事件。2002年瑞典再次报道1例"窗口期"丙肝病毒感染者因污染心脏介入器械导致其他3例患者感染的事件。这种"窗口期"感染者造成丙肝病毒传播的概率是非常低的，为0.1/100万～2.33/100万，但仍需要警惕。

24. 如何诊断丙肝病毒感染

诊断丙肝病毒感染的常用方法有2种：一种是检测丙肝病毒抗体——抗HCV，另一种是检测丙肝病毒基因——HCV RNA。

在丙肝病毒感染后不久（1～2周），血清中即可检测出HCV RNA；而抗HCV产生较晚，常常需要经过4～32周的"窗口期"才能从血液中逐渐检测到（图21）。在感染者已经出现临床症状或肝功能异常时，抗HCV阳性率为50%～70%，3个月后抗体阳性率可达到90%。而当丙肝病毒被清除以后，HCV RNA已经检测不到，但抗HCV还会在体内存留数年。有时，抗HCV还可能通过输血和血液制品输入到他人体内，母亲体内的抗HCV也能透过胎盘进入胎儿体内（见第16条：如何知道孩子是否因母婴传播感染了丙肝病毒）。但这种输入性抗HCV阳性不能持久，经过数月即可消失。

检测HCV RNA的方法复杂，敏感性较低，而且花费较大；而抗HCV检测方法简单、可靠、价廉。因此，医生们常把检测抗HCV作为诊断丙肝病毒感染的"初筛试验"，而HCV RNA的检测才是现症丙肝病毒感染的"确诊试验"。丙肝病毒感染的危险人群（静脉吸毒者、性乱人群或近期有输血史等），抗HCV阴性并不能完全排除丙肝病毒感染，有可能是丙肝病毒感染的"窗口期"；而抗HCV阳性也不能说明体内一定有丙肝病毒存在，有可能是病毒已被清除后体内残留的抗体，也有可能是通过血液制品或婴儿从母体中获得的抗体。因此，发现抗HCV阳性后还要进一步检测HCV RNA。如果抗HCV持续阳性，且HCV RNA阳性，说明体内有丙肝病毒存在；如果抗

HCV逐渐减少或消失，而HCV RNA阴性，说明丙肝病毒已经被清除或是被动获得的丙肝病毒抗体。对于抗HCV阳性而HCV RNA阴性者应在3～6个月后重新检测HCV RNA，以确定是否为"窗口期"感染者或病毒已被清除的康复者。

总之，仅检测到抗HCV还不确定体内是否存在丙肝病毒。要确定体内丙肝病毒的存在，还要检测丙肝病毒的基因——HCV RNA。只要一次HCV RNA阳性即可确立丙型肝炎的诊断，说明体内有丙肝病毒复制；但一次检测HCV RNA阴性并不能完全排除丙肝病毒感染，应在3～6个月内再重复检查一次。

25. 检测丙肝病毒核心抗原有什么意义

丙肝病毒也像乙肝病毒一样，有许多抗原。但是以往一直没有发现可以用于检测的丙肝病毒抗原。所以，以往丙肝病毒感染一直是根据抗HCV和HCV RNA两种检测方法的结果进行诊断。近年来，科学家们研究出一种检测丙肝病毒核心抗原的方法，可以更加方便准确地帮助医生诊断丙肝病毒感染。

在急性丙肝病毒感染后，丙肝病毒核心抗原（HCV-cAg）在血中出现较早，几乎与HCV RNA同时出现（图22），且检测技术方便快捷，操作简单，只需3小时即可报告检测结果。因此可以缩短诊断丙肝病毒感染的"窗口期"，用于急性丙肝病毒感染（尤其是透析患者和静脉吸毒者）的筛选，防止丙肝病毒"窗口期"的传播。

另外，HCV-cAg还可用于治疗早期对预后的判断。在治疗后第1周，HCV-cAg阴转者预示治疗的效果较好。HCV-cAg、HCV RNA和抗HCV三项丙肝病毒检测的优缺点比较见表1。从表1中可以看出，HCV-cAg筛查丙肝病毒感染的灵敏度优于抗HCV，花费低于HCV RNA，且操作便捷，适合基层医院检测。

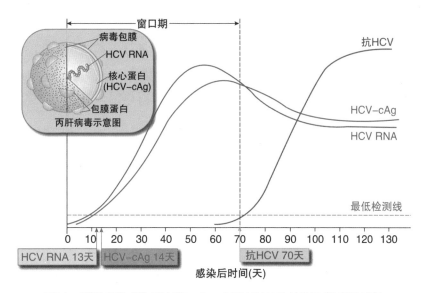

图22 丙肝病毒感染后HCV-cAg、HCV RNA和抗HCV的出现时间

表1 丙肝病毒三种检测方法的比较

检测方法	筛查灵敏度	操作便捷性	成本效益
HCV-cAg	★★	★★★	★★
HCV RNA	★★★	★	★
抗HCV	★	★★★	★★★

26. 谁该进行丙肝病毒的筛查

丙型肝炎是一种"沉默"的疾病，人们常在不知不觉中被感染，感染后很少发生急性肝炎，常常没有什么症状和体征。所以，很多人不知道自己感染了丙肝病毒。在美国，对1945~1965年出生的人进行丙肝病毒筛查时发现，有50%以上的感染者不知道自己感染了丙肝病毒。在我国台湾地区，丙型肝炎的感染率大约为3.3%，但只有26%的感染者知道自己存在丙肝病毒感染。我国大陆2007年的一项调查显示，公众对丙型肝炎的知晓率仅有38%，曾经进行过丙肝病毒相关检测的人只有5%。因此，加强对丙肝病毒感染的筛查非常重要。

那么，谁应该进行丙肝病毒感染的筛查呢？需要筛查的人群主要是：①丙肝病毒感染的高危人群；②所有需要在医院进行手术、介入性诊断或治疗的患者；③不明原因的慢性肝病和ALT升高患者；④为了防止丙型肝炎的母婴传播和性传播，婚前检查和孕前检查中也应该包括对丙肝病毒感染的筛查。

丙肝病毒感染的高危人群包括：①接受非正规或消毒不规范的医疗单位介入性诊断治疗或牙科治疗患者和长期血液透析患者；②在献血者筛查丙肝病毒前（我国是在1993年以前）进行过输血或血液制品治疗的患者及器官移植者；③静脉注射毒品或鼻腔内使用过违禁药品者；④在非正规管理场所用过未经消毒的器械文身、针刺、扎耳孔等对皮肤有损伤操作的人；⑤丙肝病毒感染母亲所生的孩子；⑥艾滋病病毒感染者；⑦医务工作者在被丙肝病毒感染者使用过的锐器刺伤或黏膜暴露感染者的血液后；⑧男性同性恋者或与丙肝病毒感染者发生过性行为者。

世界卫生组织建议：对丙肝病毒感染的高危人群应进行丙肝病毒的筛查，检测抗HCV（图23）。若抗HCV为阳性，应进一步检测HCV RNA。若HCV RNA阳性，即可确诊为丙肝病毒现症感染者；若抗HCV阳性，而HCV RNA阴性，应在3～6个月后再次复查HCV RNA，以明确丙肝病毒已经被清除。但是，静脉吸毒者和长期血液透析者可能发生丙肝病毒的再感染，因此

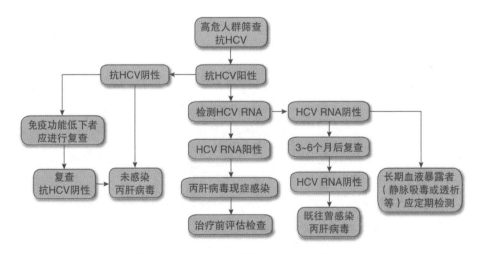

图23　高危人群筛查丙肝病毒感染的程序

只要危险行为持续，就要定期进行丙肝病毒的检测。需要注意的是，在一些免疫功能低下的患者（如艾滋病病毒感染、器官移植和持续性血液透析的患者）或两种病毒共感染者（如丙肝病毒与乙肝病毒共感染）中有时可能会出现抗HCV假阴性或HCV RNA假阴性。因此，对于丙肝病毒感染的高危人群，在不能确定诊断的情况下应当进行复查。

27. 为什么在手术或介入性诊断治疗前要筛查丙型肝炎

近些年来许多人都发现在医院进行手术、胃镜检查等介入性诊断治疗前都要常规进行丙肝病毒、乙肝病毒和艾滋病病毒的检查。这曾被许多人误解为医院乱做检查多收费。还有人误解为医院歧视感染者，不愿意为这些患者做手术。其实，手术前或介入性诊断治疗前进行丙肝病毒、乙肝病毒和艾滋病病毒筛查的目的是防止医院内疾病的传播。以丙型肝炎为例，在我国，单位体检或居民主动体检很少会筛查抗HCV，大多数丙肝病毒感染者不知道自己感染了丙肝病毒。有调查显示，我国的丙型肝炎诊断率仅为2.1%，而且绝大多数丙型肝炎报告病例都是在医院筛查中发现的。北京中日友好医院对2006~2009年4年间120 416例在医院进行手术、胃镜检查等介入性诊断治疗的患者进行丙肝抗体筛查，发现了1296例抗HCV阳性者，丙肝病毒感染率为1.08%。

丙肝病毒主要经血液传播。使用未经规范消毒的内镜、牙科器械、注射器、针头、血液透析机以及医务人员在使用和处理医疗器械过程中导致的职业暴露均为医院内丙肝病毒传播的重要途径。手术前和介入性诊断治疗前进行丙肝病毒筛查的目的有三条：一是发现丙肝病毒感染者。对于这些感染者所使用的医疗器械要进行专门消毒或单独使用，保护其他患者，防止丙肝病毒在医院内的传播。二是保护医务人员。在对丙肝病毒感染者进行手术等操作时要特别注意防护，避免锐器刺伤皮肤，防止医护人员感染丙肝病毒。三是鉴定患者感染丙肝病毒的时间。如果患者在手术前检查未感染丙肝病毒，而手术后不久发现丙肝病毒感染，则感染可能与本次手术或术后治疗有关。

我国2012年发布的《中国丙型病毒性肝炎医院感染防控指南》中要求："进行外科手术及侵入性诊疗操作（所有涉及外科手术、内镜以及妇科、产科、牙科等常规医疗操作），患者在进行操作前筛查抗HCV；血液透析患者首次血液透析前应进行抗HCV检测，抗HCV阴性者在血液透析中建议定期（半年）进行丙型病毒性肝炎的筛查。"2015年，国家卫生和计划生育委员会发布了《丙型病毒性肝炎筛查及管理》，明确定义了丙型肝炎筛查的高危人群、筛查时间，并要求对筛查出抗HCV阳性者及时进行HCV RNA检测。这些管理指南使医院对丙肝病毒的筛查有了一个"国际"。

同样道理，为了防止经血传播性疾病的医院内感染，手术前或介入性诊断治疗前不仅要进行丙肝病毒的筛查，还要进行乙肝病毒和艾滋病病毒的筛查。

28. 丙肝病毒与乙肝病毒或艾滋病病毒共感染时对诊断有何影响

如果一个人同时感染了两种病毒，常常会出现一种奇怪的现象：其中一种病毒"藏匿"起来了，常常检测不到。这是因为病毒间的相互干扰作用所致，即：在两种病毒同时感染时，有时会出现相互抑制的现象。

在丙肝病毒和乙肝病毒共感染时，大多数情况下丙肝病毒复制对乙肝病毒有抑制作用，导致乙肝病毒感染者HBV DNA阴性，有时甚至乙肝病毒表面抗原阴转。但在丙肝病毒清除后，乙肝病毒常常重新活动起来。意大利的一项研究发现，200例乙型肝炎表面抗原阴性的慢性丙型肝炎患者中，有66例患者的血液内检测出乙肝病毒的基因，证实是乙肝病毒和丙肝病毒共感染，但乙肝病毒呈隐匿状态，乙肝表面抗原"假阴性"。有时乙肝病毒也会抑制丙肝病毒的复制，出现丙肝病毒检测的"假阴性"结果。另一项研究显示，慢性乙肝病毒感染者若同时感染了丙肝病毒，HCV RNA的阳性率仅为4.7%，大部分感染者隐匿了丙肝病毒的感染，造成丙肝病毒"假阴性"。丙肝病毒和艾滋病病毒共感染时，艾滋病病毒常常会抑制丙肝病毒的复制，大约6%的共感染者体内检测不到丙肝病毒，导致丙肝病毒"假阴性"。因此，当一种病毒复制活跃时，有可能抑制了另一种病毒的复制，造成病毒检测时的"假阴性"。

像这样的丙肝病毒和乙肝病毒或艾滋病病毒共感染时一种病毒的"藏匿"现象容易导致医生漏诊。因此，乙型肝炎或丙型肝炎的患者，如果在抗病毒治疗后病毒已被抑制或清除的情况下仍有肝功能异常，应注意是否"藏匿"着另一种肝炎病毒的共感染，再次进行乙肝病毒或丙肝病毒基因的检测。经筛查丙肝病毒感染为阴性的艾滋病感染者如果出现不明原因的肝功能异常，也应重复丙肝病毒的检查，防止丙型肝炎的漏诊。

29. 如何诊断急性丙型肝炎

急性丙型肝炎是少见的，估计大约占感染者的20%左右，临床确诊者往往更少。这是因为丙肝病毒感染后大多数人无明显临床症状，一些感染者等发现时病毒已被清除，一些没有明确输血或丙肝病毒暴露史的感染者无法确定感染的时间。因此，可以确诊为急性丙型肝炎的患者主要是有明确的输血、应用血液制品史或明确的丙肝病毒暴露史者，经过2~16周（平均7周）的潜伏期，出现全身乏力、食欲减退、恶心和右季肋部疼痛等临床症状，实验室检查发现ALT轻至中度升高或正常，6个月内抗HCV阳性和（或）HCV RNA阳性。发病1~2个月后HCV RNA阴转，ALT逐渐恢复正常。

我国2015年版《丙肝指南》提出的急性丙型肝炎诊断标准为：①流行病学史：有明确的就诊前6个月以内的流行病学史，如输血史、应用血液制品史或明确的丙肝病毒暴露史。②临床表现：可有全身乏力、食欲减退、恶心和右季肋部疼痛等，少数伴低热，轻度肝大，部分患者可出现脾大，少数患者可出现黄疸。部分患者无明显症状，表现为隐匿性感染。③实验室检查：ALT多呈轻度和中度升高，也可在正常范围之内，有明确的6个月以内抗HCV和（或）HCV RNA检测阳性结果的检测史。HCV RNA常在ALT恢复正常前低于检测下限，但也有ALT恢复正常而HCV RNA持续阳性者。符合上述三条或后两条者都可以诊断为急性丙型肝炎。

30. 如何诊断慢性丙肝病毒感染

丙肝病毒感染后，55%~85%的感染者发展为慢性感染。慢性感染的定义为丙肝病毒感染6个月以上，HCV RNA持续阳性者。慢性丙肝病毒感染的诊断标准为：

（1）急性丙型肝炎患者HCV RNA持续阳性超过6个月，则提示丙肝病毒感染转为慢性；

（2）有明确的输血、应用血液制品史或明确的丙肝病毒暴露史，但在6个月以后，甚至几年以后才发现丙肝病毒感染（HCV RNA阳性，ALT异常或正常）；

（3）无明确的输血、应用血液制品史或丙肝病毒暴露史，但HCV RNA持续阳性超过6个月，ALT异常或正常；

（4）不明原因的ALT异常6个月以上，且抗HCV阳性和（或）HCV RNA阳性者；

（5）抗HCV及HCV RNA阳性，肝脏组织病理学检查符合慢性肝炎，或根据症状、体征、实验室及影像学检查结果综合分析，亦可诊断。

慢性丙肝病毒感染是危害人类健康的严重问题，常可导致肝功能异常和肝外系统疾病，部分慢性丙肝病毒感染者可能发展为肝硬化或肝癌。

四、丙肝病毒感染的自然史和临床特点

31. 丙肝病毒感染后的结局如何

不同的人感染丙肝病毒后疾病的发展情况不同。根据医生们多年的研究和观察发现，感染丙肝病毒1~2周后血液中就可以检测出HCV RNA。但此时患者可能没有任何症状，肝功能正常，血液中也不能检测出抗HCV。经过2~16周（平均7周）的潜伏期，血清丙氨酸氨基转移酶（ALT）水平升高，抗HCV也逐渐出现。4~32周在血液中可以检测出抗HCV，感染后3个月血清抗HCV的检出率可达90%。

丙肝病毒感染后大约20%的感染者表现为急性肝炎，80%的感染者无明显临床症状。15%~45%的感染者在感染后6个月内，体内病毒被免疫系统自动清除，而获痊愈，但血中的抗HCV还会持续存在几年（图24A）。这种情况被称为丙肝病毒的"自发性清除"。如果6个月后病毒仍未清除，即转为慢性感染。慢性丙肝病毒感染者血液中HCV RNA和抗HCV都会持续存在，肝功能也可能长期异常（图24B）。55%~85%的感染者可发展为慢性丙型肝炎，甚至肝硬化和肝癌。

丙肝病毒感染起病大多比较隐匿。急性丙肝病毒感染者很少表现出胆红素升高，慢性丙肝病毒感染者大多无明显临床症状，30%的感染者ALT水平正常，40%的感染者ALT水平在正常值上限1~2倍之间。由于大多数丙型肝炎患者的临床症状较轻，有的则根本没有症状，不容易被早期发现，而延误了治疗时机。因此，

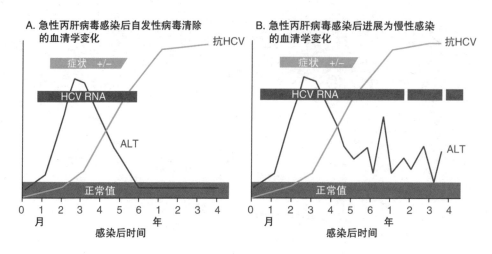

图24　急性丙肝病毒感染后的自发性病毒清除和慢性化的血清学变化

有15%～30%的慢性丙型肝炎患者可能在10～30年内进展为肝硬化；在肝硬化患者中，每年原发性肝细胞癌的发病率为2%～4%（图25）。发生肝硬化和肝癌的患者生活质量明显下降，是慢性丙型肝炎患者死亡的主要原因。

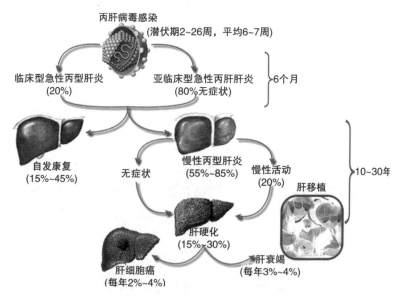

图25　丙肝病毒感染后的临床类型及结局

丙肝病毒单独感染极少引起重型肝炎，重叠感染艾滋病、乙型肝炎、戊型肝炎、甲型肝炎、过量饮酒或药物中毒时可发展为重型肝炎，重型肝炎和丙型肝炎肝硬化是导致肝衰竭的主要原因。

丙肝病毒感染的主要危害就是导致慢性肝炎。感染后的病程越长，治疗难度越大，疾病负担也就越重。因此，丙型肝炎严重威胁人们的健康和生命，给患者及其家庭和社会造成巨大的经济负担，是一个严重的公共卫生问题。

32. 影响丙型肝炎疾病进展的因素有哪些

丙肝病毒感染者最终"走向何方"与感染者的性别、年龄、种族、病毒基因型、免疫状况、不良嗜好、合并其他病毒感染及抗病毒治疗的实施等许多因素有关（图26）。

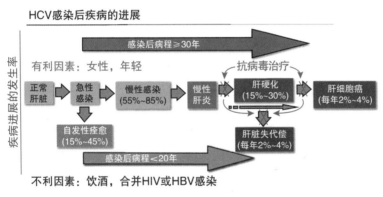

图26　影响丙型肝炎疾病进展的因素

感染的年龄、性别、种族可能影响丙型肝炎的预后。感染的年龄越小，自发性病毒的清除率越高。经母婴垂直传播感染丙肝病毒的婴儿，自发性病毒清除率明显高于成年感染者；40岁以下人群及女性感染丙肝病毒后自发性病毒清除率较高；40岁以上人群和男性感染者丙肝病毒不容易被清除，并易发展为肝硬化或肝癌。在一般人群中，感染丙肝病毒后10～30年肝硬化的发生率为15%～30%，儿童和年轻女性为2%～9.4%，中年男性为20%～30%。种族也可能与丙肝病毒感染后的自发性清除有关。有研究显示，加拿大土著人种的丙肝病毒自发性清除率较高。

丙肝病毒的不同感染方式也会影响感染者的预后。因输血而感染者一般发展较快，性传播感染者预后较好。这可能与输血时一次性进入体内的病毒量较多有关。静脉吸毒者、长期血液透析者可发生丙肝病毒的再感染，且毒品或透析患者的治疗药物也会对肝脏造成伤害，更容易导致肝病进展，肝硬化的发生率也较高。

酒精与丙型肝炎疾病进展有密切关系。酒精不仅本身可伤害肝脏，还能促进丙肝病毒在肝细胞中增殖，明显加重了病毒血症，并且会降低干扰素抗病毒的疗效。因此，丙肝病毒感染者饮酒往往会加速疾病进展，容易发展为肝硬化或肝癌（见第129条：为什么要劝告丙肝病毒感染者不要饮酒）。

丙肝病毒感染后疾病进展也与病毒的基因型有关。基因1b型丙肝病毒感染者病情较重，发展为肝硬化者较多。

重叠感染其他肝炎病毒、艾滋病、血吸虫病，合并脂肪肝、使用具有肝毒性的药物或接触有毒物质都会使丙肝病毒感染者的肝脏雪上加霜，加速肝病的进展。

病程越长，进展为肝硬化者越多。阻止丙型肝炎疾病进展最有效的方法是治疗。由于丙肝病毒不"钻"进肝细胞核内，只在胞浆内复制，所以容易被药物清除，比乙型肝炎更容易治愈。在2014年的亚太地区肝病年会上，日本学者采用一种被称为"MONARCH成本效益模型"的科学统计方法对1000例慢性丙型肝炎患者进行模拟寿命70岁预后的预测。研究结果显示（图27），

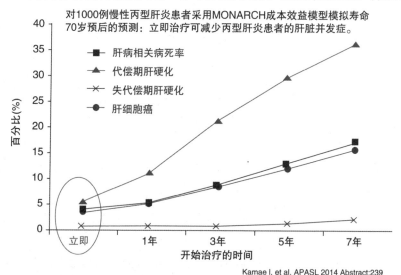

Kamae I, et al. APASL 2014 Abstract:239

图27 治疗开始时间对丙肝病毒感染者预后的影响

丙肝病毒感染后立即治疗可减少丙肝病毒感染者肝脏并发症的发生，延长寿命，也明显减少了每例患者的治疗费用。因此，早期发现丙肝病毒感染，及时进行抗病毒治疗，彻底清除丙肝病毒，是阻止丙型肝炎疾病进展的关键，可明显改善感染者的预后，延长寿命，减少肝硬化、肝癌等并发症的发生。

33. 丙型肝炎与乙型肝炎的临床表现有何不同

丙肝病毒比乙肝病毒更会搞阴谋，要诡计，它在肝脏里作恶十分隐蔽。所以医生们常把丙型肝炎称为一种"沉默"的疾病。

首先，丙肝病毒感染比乙肝病毒感染更容易慢性化。成人急性丙肝病毒感染后55%～85%转为慢性感染；而成人急性乙肝病毒感染者中95%能自愈，慢性化的发生率只有大约5%。

急性丙型肝炎患者的ALT和AST水平一般较低，明显升高或出现黄疸者很少见到。而急性乙型肝炎多表现为ALT和AST明显升高，甚至出现黄疸。丙肝病毒感染的临床表现轻重与感染途径有关。输血感染者临床症状较明显，黄疸的发生率较高，但病毒自发性清除者较少；非输血感染者大多无明显临床症状，肝功能异常率和黄疸的发生率低，而病毒自发性清除率较高。

在慢性丙肝病毒感染者中很少见到像慢性乙型肝炎患者那样ALT和AST的明显波动。约30%的慢性丙肝病毒感染者ALT水平正常，约40%的感染者ALT水平低于2倍正常值上限。但是，丙肝病毒感染者血清ALT和AST水平变化与其肝组织炎症程度和疾病严重程度不一定平行。虽然大多数感染者只有轻度肝损伤，未经治疗的患者肝硬化的发生率低于乙肝病毒感染，但仍有15%～30%的感染者发展为肝硬化。肝硬化患者，每年有2%～4%的患者发展为肝细胞癌。

丙肝病毒感染比乙肝病毒感染更容易引起肝外系统表现，常引起冷球蛋白血症、干燥综合征、糖尿病等疾病。丙肝病毒单独感染时，极少引起重型肝炎；但在与乙肝病毒、艾滋病病毒等重叠感染，或过量饮酒，或应用具有肝毒性药物时，可能导致重型肝炎的发生。

34. 丙型肝炎的肝外系统损害有哪些

丙肝病毒不仅具有嗜肝性，爱往肝细胞里钻，导致肝脏病变；而且还有嗜淋巴性，常常引起免疫系统紊乱，导致许多肝外系统疾病。有39%～74%的丙肝病毒感染者存在至少一种与丙肝病毒相关的肝外系统损害。国外一位专家根据这些疾病与丙肝病毒感染的相关性把它们分为4类（表2）。另外，慢性丙肝病毒感染者，尤其是丙肝病毒基因3型感染者，合并肝脏脂肪变性和非酒精性脂肪肝者比其他人群明显增多。

表2 丙肝病毒感染相关性肝外系统损害的分类

分类	相关程度	疾病
A	紧密相关	混合性冷球蛋白血症
B	明显相关	淋巴瘤、单克隆免疫球蛋白病、迟发性皮肤卟啉病、扁平苔藓
C	可能相关	自身免疫性甲状腺炎、甲状腺癌、干燥综合征、特发性肺纤维化、糖尿病、主动脉硬化症、非冷凝球蛋白血症性肾病
D	可疑相关	银屑病、外周或中枢神经病、莫伦角膜溃疡、结节性多动脉炎、坏死性肢端红斑病、骨关节病、皮肌炎、白塞病、纤维性肌痛、慢性荨麻疹、卡波西肉瘤、白癜风、心肌炎、阴茎勃起障碍

抗病毒治疗可以降低丙型肝炎肝外系统损害的发生率，减轻疾病的症状，但有些肝外系统损害在病毒被清除后仍可持续。

35. 慢性丙肝病毒感染者为什么容易发生自身免疫性疾病

丙肝病毒能诱导机体的免疫系统紊乱。国外一些医生的研究显示，25%~30%的慢性丙肝病毒感染者血清中抗核抗体（ANA）、抗平滑肌抗体（SMA）、肝–肾微粒体抗体–1（LKM–1）、类风湿因子等自身抗体为阳性。不仅如此，慢性丙肝病毒感染者还常常并发多种免疫性疾病，如混合性冷球蛋白血症、类风湿性关节炎、干燥综合征、自身免疫性血小板减少、自身免疫性甲状腺炎、淋巴瘤、肾小球肾炎等。慢性丙肝病毒感染者为什么容易发生自身免疫性疾病呢？我们看一下图28。

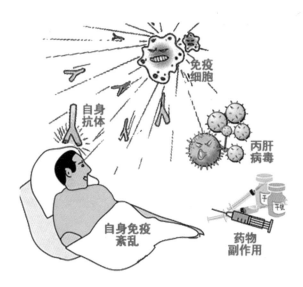

图28　丙肝病毒感染者发生自身免疫性疾病的机制

首先，丙肝病毒不仅有嗜肝性，偏爱感染肝细胞；而且还有嗜淋巴性，导致淋巴细胞感染。大家都知道，淋巴细胞属于免疫细胞。在丙肝病毒的慢性刺激下，淋巴细胞增生，可导致免疫功能紊乱。

第二，丙肝病毒的某种抗原成分与机体细胞中的抗原结构有相似之处。在病毒的刺激下，免疫系统把自身细胞成分误认为是丙肝病毒抗原，而误伤自身细胞。

第三，治疗慢性丙型肝炎药物导致的副作用。慢性丙型肝炎患者常使用干扰素联合利巴韦林治疗，干扰素有诱发自身抗体，导致自身免疫功能紊乱的副作用，可以引起免疫性甲状腺炎、免疫性血管炎等自身免疫性疾病。

在病毒感染、免疫系统误伤和药物副作用这三方面因素的作用下，慢性丙肝病毒感染者比其他人更容易发生自身免疫性疾病。

36. 什么是丙型肝炎相关性冷球蛋白血症

人体淋巴细胞在某种因素的作用下其增殖和产生球蛋白的功能发生了变

异，产生了一种特殊的球蛋白，这种球蛋白在低温条件下就会发生沉淀，因此被称为"冷球蛋白"。在实验室里，医生们可把这些患者的血液在37℃下凝结，分离出血清，再把血清放置在4℃条件下，24小时后检查血清中的凝胶或沉积物，即可查出这种冷球蛋白。

血液中存在这种冷球蛋白则被称为"冷球蛋白血症"。冷球蛋白在血管内一旦发生沉淀，则会阻塞血管，导致血液循环障碍（图29）。冷球蛋白随着血液流动可以沉积在不同的器官，导致各种疾病。

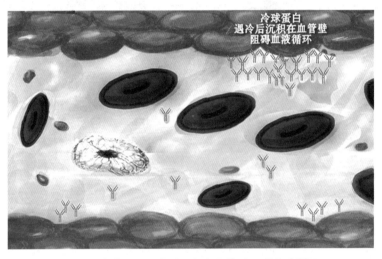

图29　冷球蛋白遇冷后沉积在血管壁阻碍血液循环

冷球蛋白血症引起的机体损害最常见于四肢、耳郭、鼻尖等血循环末端及暴露部位的皮肤，如紫癜、肢端动脉痉挛、网状青斑、寒冷性荨麻疹、脉管炎、指尖坏死、下肢溃疡，有时可见鼻、眼和视网膜血管出血。有30%～60%的冷球蛋白血症患者存在肾损害，表现为蛋白尿、血尿和肾功能减退。冷球蛋白沉积在关节或神经组织周围也可以引起关节炎和周围神经的病变。

丙肝病毒感染是导致冷球蛋白血症的重要原因，而冷球蛋白血症又是导致慢性丙型肝炎患者肝外系统损害的原因之一。有研究报道，80%～100%的冷球蛋白血症患者血清或冷沉淀物中可以检测到丙肝病毒的核酸；有36%～55%的丙肝病毒感染者血液中存在冷球蛋白，但有明显临床症状者仅有2%～3%；大约有1/3的丙型肝炎相关性冷球蛋白血症患者存在肾损害。

37. 为什么丙型肝炎患者容易得糖尿病

肝脏在糖代谢中起着重要的作用，各种慢性肝病均可影响机体正常的糖代谢，导致糖耐量减退或糖尿病。有研究显示，约有80%的慢性肝病患者存在糖耐量异常。

近年来有很多流行病学调查证实慢性丙型肝炎患者中2型糖尿病的患病率明显高于普通人群和其他原因所致的慢性肝病患者，慢性丙型肝炎及其导致的肝硬化患者较慢性乙型肝炎及乙型肝炎肝硬化患者更容易合并2型糖尿病。美国一项多中心9000多人的调查显示，丙型肝炎患者发生糖尿病的风险较无丙型肝炎者增加3.77倍。巴基斯坦一项流行病学调查也显示，在2型糖尿病患者中，抗HCV阳性率为13.7%，而对照人群为4.9%。

为什么慢性丙型肝炎患者更容易得糖尿病呢？慢性丙型肝炎患者发生糖尿病与多种因素有关。

许多研究证实，丙型肝炎患者体内胰岛素作用下降，被医生称为"胰岛素抵抗"或"胰岛素抗性"。胰岛素是糖代谢的关键激素。胰岛素不起作用或者作用降低了，就会导致糖代谢异常，发生糖尿病。丙型肝炎患者为什么会发生"胰岛素抵抗"呢？有医生发现，丙型肝炎患者血液中一种被称为"肿瘤坏死因子"的物质增多。大家不要以为这种因子只与肿瘤有关。近年来发现，这种因子与糖尿病的发生有密切关系。人们发现，肿瘤坏死因子在体内可以干扰胰岛素的作用，导致"胰岛素抵抗"发生。另外，丙肝病毒常在肝脏引起肝细胞脂肪变性、脂肪肝。肝细胞脂肪变性和脂肪肝也与"胰岛素抵抗"的发生有密切相关性。

丙肝病毒本身对糖代谢也有直接的影响作用。许多研究者发现，丙肝病毒核心抗原可以阻碍胰岛素对细胞发出糖代谢的信号，使胰岛素作用下降。还有医生发现，丙肝病毒包膜蛋白与胰岛细胞上的一种抗原非常相像，免疫系统与丙肝病毒作战的同时有可能"误伤"了胰岛细胞，导致胰岛素分泌减少。丙肝病毒还可以在胰腺组织中复制，破坏胰岛细胞，影响其分泌胰岛素的功能。

丙肝病毒感染可引起肝脏铁代谢异常，血清铁增加。肝脏铁代谢异常不仅可以影响肝脏的糖代谢功能，多余的铁沉积在胰岛细胞，也可以引起糖尿病的发生。

另外，丙型肝炎患者常需要使用干扰素和利巴韦林治疗。糖尿病是干扰素常见的不良反应之一；利巴韦林可以导致溶血，铁是红细胞中的重要组成元素，红细胞破坏后常引起血清铁升高，影响糖代谢。

多种因素影响了慢性丙型肝炎患者的糖代谢，使糖尿病的发生率增加。因此，丙型肝炎患者对糖尿病的防治也要从多方位入手，积极治疗丙型肝炎，控制糖的摄入量，预防脂肪肝，减少糖尿病的发生。

38. 丙型肝炎与脂肪肝有什么关系

慢性乙型肝炎、丙型肝炎和丁型肝炎都可导致或促进肝脏脂肪变性，但其中丙型肝炎患者脂肪肝的发病率最高。在成人慢性丙肝病毒感染者中，55.5%（30%~82%）合并肝细胞脂肪变，尤其是基因3型丙肝病毒感染者脂肪肝的发生率可高达60%~80%。

脂肪肝的存在也会影响到丙型肝炎的疾病进展。脂肪肝可导致肝功能异常，促进丙肝病毒在肝细胞中的增殖，加快肝纤维化进展速度，更容易发展为肝硬化或肝细胞癌。脂肪肝还可降低干扰素对丙型肝炎的疗效。有研究显示，基因1型丙肝病毒感染者合并脂肪肝的患者使用普通干扰素联合利巴韦林的持续病毒学应答率仅为16.5%，远远低于无脂肪肝患者（40%）。

丙肝病毒感染为什么会导致脂肪肝的发病率增加呢？慢性丙肝病毒感染导致肝脏脂肪变性的机制尚未完全明确。

在体外细胞模型试验中发现，丙肝病毒在复制过程中需要与脂蛋白和载脂蛋白结合，利用人体内的脂蛋白和载脂蛋白完成病毒的复制，因此容易导致肝脏脂肪代谢紊乱。丙肝病毒也可以直接损害肝细胞，抑制肝细胞内甘油三酯的转运，使脂质代谢紊乱，过多的甘油三酯堆积在肝细胞内形成脂肪肝。另外，慢性丙型肝炎患者糖尿病的发生率较高。肝细胞是糖代谢的重要场所，也是调节胰岛素和胰高血糖素水平的重要器官，肝细胞膜上还有与胰岛素结合的受体。一旦肝脏功能受到损伤，就有可能引起体内糖代谢紊乱，发生肝性糖尿病；而糖尿病又是脂肪肝发生的危险因素之一。

丙肝病毒感染和脂肪肝互为帮凶，破坏我们的肝脏，增加了肝病进展的风险，使治疗更为困难。因此，丙肝病毒感染者要注意预防脂肪肝。

39. 丙型肝炎肝硬化有什么表现

正常肝脏在显微镜下像一片树叶，一个个肝细胞整齐地排列在一起，被一些像叶脉一样的膜分割成许许多多的肝小叶。那些分割肝小叶的"叶脉"中含有血管和小胆管。人类的肝脏中，大约有150万个肝小叶。

丙型肝炎患者由于肝脏长期发生炎症、坏死，可刺激肝脏内纤维组织过度增生。这些纤维组织就是肝脏里的"瘢痕"。瘢痕增生多了，也像肝脏中的"叶脉"一样把一些肝细胞分割成一块一块不规则的形状，形成一个一个"假小叶"，并使肝脏变得又硬又小。这就是肝硬化（图30）。

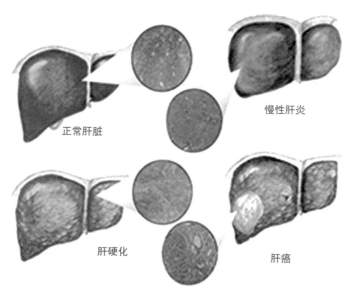

图30 正常肝脏、慢性肝炎、肝硬化和肝癌的外观

肝硬化早期除慢性肝炎表现外，可以没有其他特殊症状，被称为"代偿期肝硬化"。但随着肝脏内纤维组织增多，在肝脏内形成越来越多的"假

小叶"。这些"假小叶"使肝脏内血管受压，血流受阻，像河道阻塞一样，导致肝脏门静脉血管内压力增大。门静脉压力增加后可使"上游"食管、胃底的血管出现"分流"或形成静脉曲张，一旦受到食物摩擦或其他外界因素影响，极易发生破裂出血。门静脉高压导致的腹壁静脉曲张，在腹壁清晰可见。直肠和肛门周围静脉也可以因门静脉高压发生曲张，形成痔疮或引起痔疮出血。

肝硬化时肝脏合成白蛋白减少，血浆渗透压下降；加之门静脉高压的影响，使腹腔血管内压力增加，血管里的液体渗出到腹腔，形成腹水。腹水形成后，肠道内的细菌可随着腹水进入腹腔，发生腹腔感染。

肝硬化患者由于肝脏解毒功能减弱，血液中内毒素增加，血氨水平升高。这些有害毒素可损害中枢神经系统，引起肝性脑病（即肝昏迷）。

肝硬化患者的门静脉高压，可使脾脏瘀血而引起脾大。脾脏是白细胞和血小板等血细胞灭活的场所。正常情况下，脾脏会"吃"掉一些衰老和异常的血细胞，维持血细胞的正常代谢。但脾大时，脾脏会把正常的血细胞也"吃"掉了，造成患者血小板减少、粒细胞减少和贫血。这就是医生们所说的"脾功能亢进"。

丙型肝炎患者一旦发生了脾功能亢进、消化道出血、肝性脑病、腹水等并发症，就提示肝硬化已经到了晚期，肝脏失去了代偿功能，称为"失代偿期肝硬化"（图31）。

失代偿期肝硬化患者因肝脏对雌激素的灭活能力下降，可出现男性乳房发育、肝掌、蜘蛛痣、体毛稀疏等临床表现。肝衰竭的患者可以出现黄疸。

丙型肝炎肝硬化是肝细胞癌发生的危险因素之一。每年有2%～4%的患者肝细胞癌变。即使一些经过

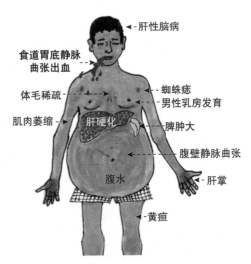

图31 失代偿期肝硬化的临床表现

治疗的患者丙肝病毒已经被清除，仍有部分患者发生肝癌。因此，丙肝病毒感染者，尤其是已经发展到肝硬化的患者，需要定期监测肝癌的发生。

40. 如何对肝硬化患者进行Child-Pugh分级

肝脏的代偿能力很强，只要有30%的肝细胞工作，就可以维持人的正常生活。肝硬化早期，肝脏的基本功能尚可以由肝细胞中的残兵败将们完成，维持白蛋白的正常供应，产生凝血因子，保证肝脏的代谢功能，因此还没有发生腹水、出血、肝性脑病等严重并发症。医学上把这种早期肝硬化称为"代偿期肝硬化"。代偿期肝硬化除慢性肝炎的表现外，可以没有其他特殊症状，常常需要依靠影像学检查或肝脏穿刺病理学检查才能被发现。一旦发生腹水、消化道出血、肝性脑病，即发展到"失代偿期肝硬化"。

为了判断肝硬化患者肝脏的代偿能力，医生们多按照国外学者提出的Child-Pugh分级方法，把肝脏代偿能力分为A、B、C三级（表3）。

表3 肝硬化患者肝脏代偿能力的Child-Pugh分级法

检查项目	1分	2分	3分
血清胆红素（μmol/L）	<34.2	34.2～51.3	<51.3
血清白蛋白（g/L）	>35	30～35	<30
凝血酶原时间延长（秒）	<3	3～5	>5
腹水	无	少至中	明显
脑病	无	轻	中至重

注：积分5～6分为A级，7～9分为B级；10～15分为C级。

例如：一位患者血清总胆红素是49μmol/L，即2分；血清白蛋白31g/L，即2分；凝血酶原时间比正常值延长了1秒，没有超过3秒，即1分；有少量腹水，即2分；没有肝性脑病，即1分。2分+2分+1分+2分+1分=8分，那么，他的肝脏代偿能力属于Child-Pugh B级。

41. 丙肝病毒感染者肝细胞癌变的相关因素有哪些

丙肝病毒和乙肝病毒一样，是导致肝细胞癌的重要原因之一。在欧美国家和日本，有70%～80%的肝细胞癌与丙肝病毒感染有关。我国的乙肝病毒感染率较高，因此，肝细胞癌患者中，丙肝病毒的感染率为23%。

丙肝病毒感染后30年，肝细胞癌的发生率为1%～3%。丙型肝炎肝硬化是肝细胞癌最主要的危险因素。一旦发展成为肝硬化，肝细胞癌的年发生率为2%～4%。肝细胞癌是导致丙肝病毒感染者死亡的重要原因，1年内有1/3的肝细胞癌患者死亡。丙肝病毒高复制（图32）、肝功能持续异常（图33）、饮酒、合并脂肪肝和糖尿病既是丙肝病毒感染者肝硬化发生的危险因素，也是肝细胞癌发生的危险因素。

抗病毒治疗可以明显降低慢性丙肝病毒感染者发生肝细胞癌的风险。使用干扰素方案治疗且获得持续病毒学应答的患者肝细胞癌发生的风险可降低57%～75%。

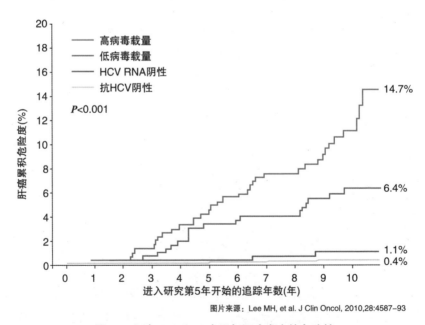

图片来源：Lee MH, et al. J Clin Oncol, 2010,28:4587-93

图32 血清HVC RNA水平与肝癌发生的危险性

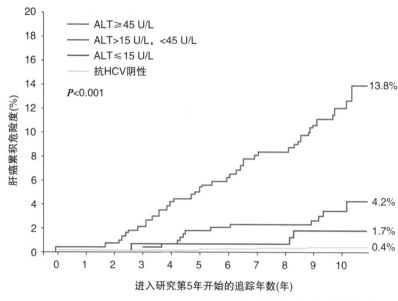

图片来源：Lee MH, et al. J Clin Oncol, 2010,28:4587-93

图33　血清ALT水平与肝癌发生的危险性

五、丙型肝炎抗病毒治疗的目标及治疗适应证

42. 丙型肝炎能治愈吗

在30年以前，丙型肝炎与乙型肝炎一样是一种难以治愈的慢性肝炎。但现在，丙型肝炎已经成为一种完全可以治愈的疾病了（图34）。

1986年，美国医生霍夫南格尔首次报告用基因工程干扰素治疗慢性非甲非乙型肝炎的效果，这一试验结果为之后的干扰素治疗丙型肝炎奠定了基础，是丙型肝炎治疗的重要里程碑。1989年，美国科学家迈克尔·侯顿和他的同事们发现了丙肝病毒。当年，《新英格兰医学杂志》就发表了2篇论文，报告了使用基因工程干扰素治疗慢性丙型肝炎的大规模多中心随机对照临床研究结果，提示干扰素可有效地治疗慢性丙型肝炎。1990年，干扰素α-2b正式获批用于治疗慢性丙型肝炎。从此，丙型肝炎进入了干扰素治疗时代，人们终于看到了治愈丙型肝炎的希望。

20世纪90年代以后，医生们发现利巴韦林与干扰素联合治疗能明显提高干扰素对慢性丙型肝炎的疗效，提高了病毒的完全应答率和持续病毒学应答率，减少了治疗后的复发率（见第50条：如何判断干扰素联合利巴韦林的疗效）。干扰素联合利巴韦林治疗后丙型肝炎的持续病毒学应答率从19%～25%提高到30%～40%。丙型肝炎的治疗从此进入干扰素联合利巴韦林治疗时代。

为了改变干扰素半衰期短，需要频繁注射的状况，科学家们

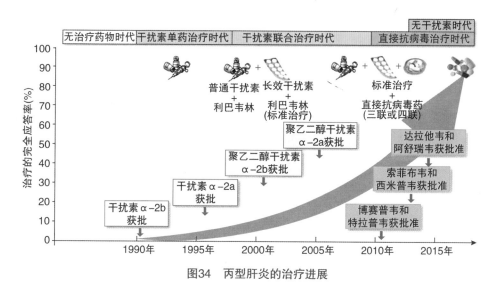

图34 丙型肝炎的治疗进展

开始研究"长效干扰素"。2000年以后，长效干扰素——聚乙二醇化干扰素α-2a和α-2b先后获批。聚乙二醇化干扰素不仅减少了患者的注射次数（隔日1次减少到每周1次），而且提高了疗效。与利巴韦林联合治疗，使治疗后持续病毒学应答率增加到40%~60%。从此，聚乙二醇化干扰素联合利巴韦林成为当时丙型肝炎的"标准治疗"方法。

干扰素的发现是慢性丙型肝炎治疗的一个重要里程碑。但是，干扰素或与利巴韦林联合治疗还存在许多问题：一是基因1型（尤其是1b型）丙肝病毒感染者对干扰素联合利巴韦林的应答较差，其完全应答率往往不到40%，被称为"难治型丙型肝炎"。二是干扰素的副作用较明显，相当一部分患者无法耐受其副作用，还有30%~60%的丙型肝炎患者（尤其是失代偿期肝硬化患者）存在干扰素治疗的禁忌证。

近5年来，在科学家们的努力下，丙肝病毒复制之谜逐渐被揭开，一些具有直接抗病毒作用的口服药物先后获批上市，丙型肝炎的治疗进入了"直接抗病毒时代"。

2011年，两种具有直接抗病毒作用的蛋白酶抑制剂博赛普韦（Boceprevir）和特拉普韦（Telaprevir）先后上市，博赛普韦或特拉普韦与聚乙二醇化干扰素和利巴韦林联合的三联疗法可使基因1型丙肝病毒感染的持续病毒学应答率提高到60%以上。2013年后，索菲布韦（Sofosbuvir）和西米普韦（Simeprevir）获批上市。这两种药物不仅把慢性丙型肝炎治疗后的持续病毒学应答率提高到90%以上，而且终于实现了丙型肝炎"无干扰素治疗"的梦想，成为慢性丙型肝炎治疗的又一个重要里程碑。

2014年以来，达拉他韦（Daclatasvir）、阿舒瑞韦（Asunaprevir）等更多的直接抗病毒新药和它们的"鸡尾酒"复方制剂先后上市，不仅使丙型肝炎的治疗彻底摆脱了副作用较大的干扰素，缩短了疗程，而且使丙型肝炎的治愈率提高到95%以上。丙肝病毒感染者终于有了更加安全、有效、方便和短疗程的治疗方法。

2014年，世界卫生组织在发布《丙型肝炎病毒感染者的筛查、照顾和治疗指南》（简称：世界卫生组织的《丙肝指南》）中正式向世人宣告：丙型肝炎已经成为一种完全可以治愈的疾病了！人们预测，将来人类很有可能在全球完全消除慢性丙肝病毒感染。

43. 哪些丙肝病毒感染者需要治疗

丙型肝炎与乙型肝炎不同，目前的抗病毒药物无须长期使用即可使大多数感染者达到持久的病毒学应答，完全治愈。因此，世界卫生组织的《丙肝指南》推荐：凡是复制阳性（HCV RNA阳性）的丙肝病毒感染者，无论其是否出现肝功能异常，只要没有治疗的禁忌证，都应该考虑接受规范的抗病毒治疗；有明显肝纤维化的患者应该立即开始治疗。对于抗HCV阳性而HCV RNA阴性、ALT正常的丙肝病毒感染者，应注意复查。如持续半年以上保持HCV RNA阴性，说明为既往感染，目前丙肝病毒已被清除，无须再进行抗病毒治疗。因其他疾病需要使用免疫抑制治疗的患者、长期血液透析者和近6个月内有不安全注射等再次感染危险因素者应重复检查HCV RNA。一旦HCV RNA阳性，则需要考虑抗病毒治疗（图35）。

我国2015年版《丙肝指南》也明确指出：所有HCV RNA阳性的患者，只要有治疗意愿，无治疗禁忌证，均应接受抗病毒治疗。

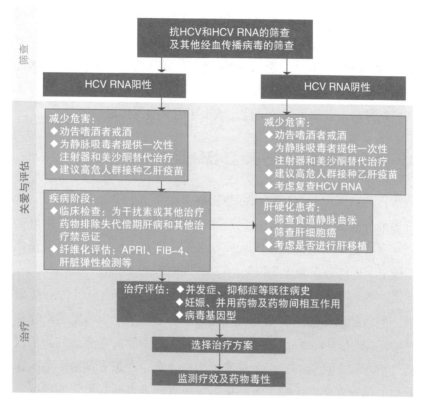

图35 世界卫生组织2016年版《丙肝指南》推荐的HCV感染者治疗程序

44. 丙肝病毒感染者的治疗目标和意义是什么

丙肝病毒感染者经过抗病毒治疗可彻底清除丙肝病毒，明显改善感染者的预后，减少丙肝病毒的传播。我国2015年版《丙肝指南》提出的丙型肝炎抗病毒治疗的目标是"清除丙肝病毒，获得治愈，消除或减轻丙肝病毒相关肝损害，阻止进展为肝硬化、失代偿期肝硬化、肝功能衰竭或肝癌，改善患者的长期生存率，提高患者的生活质量。"

综合各国《丙肝指南》，丙肝病毒感染者抗病毒治疗后可以获得以下几条收益：①清除丙肝病毒，改善肝脏疾病，预防和减少肝硬化和肝癌的发生。丙肝病毒感染者治疗越早，效果越好，90%以上可以完全清除病毒，疾病完全治愈。②预防严重的丙型肝炎相关性肝外系统疾病。丙肝病毒被清除后，可改善自身免疫状况，减少或减轻丙型肝炎相关的肝外系统疾病。③对于肝脏有明显纤维化或已经形成肝硬化的患者，经过治疗可阻止或延缓肝病继续进展，减少失代偿期肝硬化和（或）肝细胞癌的发生，降低丙型肝炎直接或间接相关的病死率。即使已经发展到失代偿期肝硬化，在丙肝病毒被清除后也可以减少对肝移植的需求或减少肝移植术后丙型肝炎的复发。④治愈后的丙肝病毒感染者则再无传染性，减少了丙肝病毒传播的风险。

45. 丙肝病毒感染者应该何时开始治疗

由于目前新上市的直接抗病毒药物尚未在我国上市，来源有限，价格昂贵，许多丙肝病毒感染者无法得到药物。因此，我国2015年版《丙肝指南》建议：在医疗资源有限的情况下，应在考虑患者意愿，患者病情及药物可及性的基础上，让部分患者优先得到治疗。

那么，哪些患者需要优先得到治疗呢？2015年版欧洲《丙肝指南》把需要治疗的丙肝病毒感染者分为：优先治疗、考虑治疗、可延迟治疗和不建议治疗4种情况（表4）。从表中可以看出，所有丙肝病毒感染的初治或经治（包括代偿期和失代偿期）患者都需要治疗，除非现患有其他严重疾病（如癌症晚期）预期寿命有限的患者，但可以根据感染者肝纤维化的程度考虑开始治疗的时间，病情较严重的患者应优先开始治疗。

表4　不同人群的丙肝病毒感染者治疗推荐的优先程度

治疗优先程度	丙肝病毒感染人群
需要治疗	·所有丙肝病毒感染的初治或经治（包括代偿期和失代偿期肝硬化）患者
优先治疗	·显著肝纤维化或肝硬化患者（F3~F4级），包括失代偿期肝硬化
	·与乙肝病毒或艾滋病病毒共感染的患者
	·计划肝移植的患者和肝移植术后丙肝病毒感染复发者
	·有显著的丙肝病毒感染相关肝外系统表现者或有明显虚弱、疲劳表现者
	·传播丙肝病毒的高危感染者（静脉吸毒、男-男同性恋、备孕女性、血液透析或监禁人群）
考虑治疗	·中度肝纤维化（F2级）感染者
可延迟治疗	·无或轻度肝损害（F0~F1级），且没有丙肝病毒相关肝外系统表现者
不建议治疗	·现患有非丙肝所致的严重疾病，预期寿命有限的患者

但这并非说明丙肝病毒感染者治疗早晚都无妨。2014年一项日本、英国和美国学者的联合调查显示，丙型肝炎抗病毒治疗开始得越早，预后越好，延迟治疗后肝脏并发症增加，且花费增多（图36和图37）。因此，丙肝病毒感染者只要有条件就应该尽早开始治疗，减少并发症，改善预后和感染者的生活质量，同时也减少了丙肝病毒的继续传播。

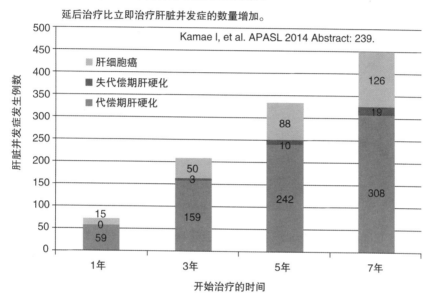

图36　丙肝病毒感染者延迟治疗后肝脏并发症增加

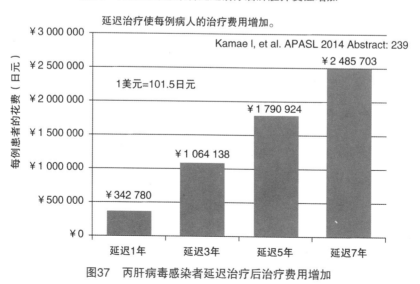

图37　丙肝病毒感染者延迟治疗后治疗费用增加

六、治疗丙型肝炎的干扰素 和利巴韦林

46. 干扰素治疗丙型肝炎是怎样发展起来的

干扰素是人体免疫系统中淋巴细胞在病毒刺激下产生的一种淋巴因子，属于一种糖蛋白。这种因子可以给病毒制造一个不利于复制的环境，"干扰"病毒复制，因此将其命名为"干扰素"。人们发现，干扰素并不直接杀伤或抑制病毒，而是通过加强人体自然杀伤细胞的活性，刺激巨噬细胞产生细胞因子，增强人体细胞免疫功能，杀死病毒；还可以诱导细胞内产生抗病毒蛋白，抑制病毒复制。

由于干扰素具有"干扰"病毒复制的作用，科学家们就想利用它来治疗病毒感染性疾病。最初，干扰素的提取是非常不容易的。人们只能从大量人的血液中提取微量干扰素，成本非常高，很少有人将珍稀而昂贵的干扰素应用于临床疾病的治疗。直到1986年，人们终于研究出利用基因工程大批量生产干扰素的方法，干扰素才逐渐用于临床治疗。从20世纪90年代起，干扰素就开始用于治疗乙型肝炎和丙型肝炎。但是，干扰素在体内代谢得非常快，半衰期仅4个小时，而它的副作用又使其不能像抗菌药物那样频繁注射，导致干扰素抗病毒疗效不能充分发挥。2000年以后，科学家们又想出了一个办法。他们给干扰素"穿"上一件叫做"聚乙二醇"的"盔甲"，成为"聚乙二醇化干扰素"（图38）。聚乙二醇在体内很稳定，不会对人体造成伤害，而且会使干扰素的分子变大，防止它们从肾脏漏出，使其半衰期延长至

40～100小时，可以每周注射1次，故俗称"长效干扰素"。聚乙二醇化干扰素的出现，不仅减少了患者的注射次数，提高了患者的治疗依从性和生活质量，还因其在血液中有较稳定的高浓度，从而提高了疗效。

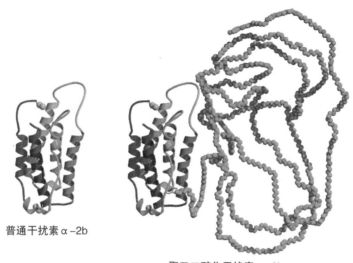

普通干扰素α-2b

聚乙二醇化干扰素α-2b

图38　普通干扰素与聚乙二醇化干扰素分子结构的区别

47. 干扰素分为几类，它们各有什么特点

干扰素根据其来源、结构、剂型、组合等，有许多不同的分类方法。

根据干扰素的来源，干扰素可分为天然型干扰素和重组干扰素。两者相比，重组干扰素比天然型干扰素容易诱导机体产生干扰素抗体，导致干扰素的疗效降低。但天然型干扰素来源有限，价格较贵，临床很少应用。

根据干扰素的抗原性和分子结构，干扰素又分为许多亚型，主要有α、β、γ和λ。干扰素α和β又被称为Ⅰ型干扰素，干扰素γ为Ⅱ型，干扰素λ为Ⅲ型。

以往的研究发现，干扰素β进入血液中稳定性差、易被灭活；而干扰素γ疗效不如α和β。近年来的研究发现，在人类造血干细胞上无干扰素λ的受体，干扰素λ不会像其他干扰素那样引起严重的造血系统不良反应，但其治疗乙型和丙型肝炎的效果尚待进一步研究。因此目前临床上用于治疗乙型和丙型肝炎的干扰素主要是干扰素α，也有干扰素γ。目前临床常用的重组人干扰素α-2a的商品名有：因特芬、罗扰素、万复洛、福康泰等；重组人干扰素α-1b的商品名有：运德素、赛诺金等；重组人干扰素α-2b的商品名有：安福隆、英特龙、利分能、安达芬、甘乐能、凯因益生、远策素、万复因、莱福隆等；重组人干扰素γ的商品名有：上生雷泰、克隆伽玛等。这些干扰素对丙型肝炎的治疗效果和不良反应基本相似，但中国人白细胞经病毒刺激后诱生的干扰素中最主要的亚型是α-1b，其次是干扰素α-2（包括2b、2a）。因此从理论上讲，干扰素α-1b更接近中国人的自然状况，使用干扰素治疗后不良反应较少，且产生干扰素抗体的概率也更小。

根据干扰素制剂的组合及特性，干扰素又分为普通干扰素、复合干扰素、聚乙二醇化干扰素和白蛋白干扰素等。上述不同商品名的重组人干扰素α-2a、干扰素α-1b、干扰素α-2b和干扰素γ均为普通干扰素，需要隔日1次注射治疗。

复合干扰素是采用生物工程DNA技术把十多种干扰素α亚型的蛋白质结构中每一位点最常见的氨基酸序列排列成一复合序列而产生，故名复合干扰素。在体外试验中发现，复合干扰素的抗病毒活性是普通干扰素的5～10倍。但复合干扰素的半衰期也很短，仍需要像普通干扰素一样频繁注射，由于聚乙二醇化干扰素的上市，近年来已很少应用。

聚乙二醇化干扰素俗称"长效干扰素"。它是在干扰素α分子外面加上一个聚乙二醇分子，使其在干扰素分子外面形成一个分子屏障，降低了干扰素的免疫原性，保护了它进入人体内免受酶的分解，半衰期延长至40～100小时（普通干扰素半衰期仅为4小时），因此可以每周给药1次，提高了疗效，同时也减少了患者的注射次数，从而提高了患者的依从性和生活质量。目前上市的长效干扰素也有两种剂型：聚乙二醇化干扰素α-2a注射液（派罗欣）和聚乙二醇化干扰素α-2b注射液（佩乐能）。两者比较，佩乐能注射后发热较派罗欣常见，但由于其血浆半衰期比派罗欣稍短，故对骨髓系统的抑制较派罗欣轻，白细胞下降发生率低于派罗欣。聚乙二醇化干扰素λ-1（聚乙二醇化干扰素Lambda-1a）是一种新型的长效干扰素，与聚乙二醇化干扰素α-2a和聚乙二醇化干扰素α-2b相比，可减少血液系统的不良反应，目前正在临床试验中。

48. 利巴韦林在丙型肝炎治疗中起什么作用

利巴韦林属于核苷类药物，它的别名叫"病毒唑"，化学名为三氮唑核苷。它的抗病毒作用很广，对DNA和RNA病毒都有抑制作用，能抑制许多病毒的复制，如：呼吸道合胞病毒、流感病毒、甲肝病毒、腺病毒等。它可以"欺骗"病毒合成酶，使病毒在复制过程中出现致命的核苷酸突变而不能生存，因此也被称为病毒"诱变剂"。

利巴韦林对乙肝病毒无明显治疗作用。1991年，人们开始尝试用利巴韦林治疗慢性丙型肝炎。研究结果发现：治疗丙型肝炎时，利巴韦林每日剂量需要在600mg以上，而且剂量越大，抗病毒效果越好。在利巴韦林治疗期间，所有的丙型肝炎患者肝功能都有好转，但停药以后几乎全部患者都出现ALT反弹；在治疗中HCV RNA也有不同程度下降，但没有一例转阴，肝组织学改变亦未见好转。从这些结果可以看出，利巴韦林对丙肝病毒的抑制作用很弱，且不能持久。因此，人们开始研究干扰素和利巴韦林联合治疗丙型肝炎。经过几年的研究，在20世纪90年代，人们终于发现尽管利巴韦林不能单独应用治疗丙型肝炎，但它确实是干扰素的好"帮手"。在利巴韦林的帮助下，干扰素的疗效提高了一倍以上；使用干扰素联合利巴韦林治疗，停药后的复发率明显降低，提高了干扰素治疗后的持续病毒学应答率。这一研究结果给了人们很大的鼓舞。从此，丙型肝炎开始了干扰素和利巴韦林联合治疗的新时代，成为丙型肝炎治疗的第二个里程碑。

近年来的研究发现，利巴韦林不仅是干扰素的好帮手，而且还是一些新上市的丙型肝炎直接抗病毒药物的好帮手。索菲布韦、西米普韦等直接抗病毒药物的治疗方案中，尽管可以免除干扰素，但还常常需要与利巴韦林联合。例如：索菲布韦联合达拉他韦治疗有肝硬化的基因1型丙型肝炎时，疗程需要24周；若再加上利巴韦林三联治疗，疗程即可缩短至12周。大大缩短了疗程，节省了医疗费用。因此，利巴韦林仍是一种治疗丙型肝炎比较经济的常用药物。

49. 如何使用干扰素联合利巴韦林方案治疗丙型肝炎

干扰素联合利巴韦林方案不仅提高了对丙型肝炎的疗效，还降低了停药后的复发率。因此，在直接抗病毒药物上市以前，人们曾把聚乙二醇化干扰素联合利巴韦林治疗丙型肝炎的方案称为"标准治疗方案"。

不同干扰素联合利巴韦林的治疗方案见表5。利巴韦林的剂量需要根据患者体重调整。一般情况下，体重<75kg的患者每日剂量为1000mg，体重≥75kg的患者每日剂量为1200mg，分3次口服。中国人体重相对比西方人较低，且对利巴韦林的耐受性较差，我国2015年版《丙肝指南》推荐利巴韦林的剂量为每日800～1000mg，分3次口服。因严重不良反应不能耐受的患者可适当减量，最低有效剂量为600mg/d，低于该剂量则无效。不能耐受利巴韦林的患者也可以单用干扰素治疗。

表5　不同干扰素联合利巴韦林的治疗方案

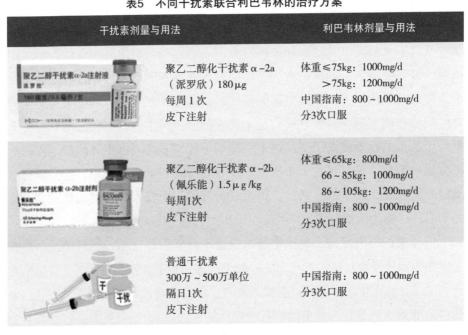

干扰素剂量与用法		利巴韦林剂量与用法
	聚乙二醇化干扰素α-2a（派罗欣）180μg 每周1次 皮下注射	体重≤75kg：1000mg/d >75kg：1200mg/d 中国指南：800～1000mg/d 分3次口服
	聚乙二醇化干扰素α-2b（佩乐能）1.5μg/kg 每周1次 皮下注射	体重≤65kg：800mg/d 66～85kg：1000mg/d 86～105kg：1200mg/d 中国指南：800～1000mg/d 分3次口服
	普通干扰素 300万～500万单位 隔日1次 皮下注射	中国指南：800～1000mg/d 分3次口服

聚乙二醇化干扰素α-2a注射液（派罗欣）有180μg和135μg两种规格，常规推荐剂量为180μg，若患者不能耐受可减量至135μg。聚乙二醇化干扰素α-2b注射液（佩乐能），有50μg、80μg、100μg、120μg及150μg 5种规格，可按患者不同的体重选择适合的剂量（图39）。

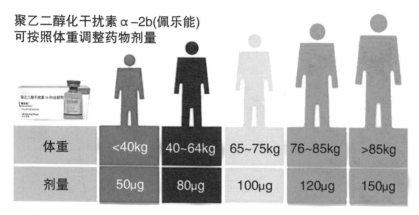

图39 不同体重的患者聚乙二醇化干扰素 α-2b注射液（佩乐能）的剂量

干扰素联合利巴韦林治疗慢性丙型肝炎的疗程依据不同的病毒基因型、感染状况和治疗应答情况而不同。丙肝病毒基因1型和4型感染者干扰素联合利巴韦林的疗程一般为48周，基因2型和3型感染者的疗程为24周，5型和6型感染者的疗程为24～48周；治疗后应答较慢、合并艾滋病病毒感染者或肝硬化患者的疗程应适当延长。

50. 如何判断干扰素联合利巴韦林的疗效

评价干扰素联合利巴韦林治疗丙型肝炎疗效的重要指标是HCV RNA（图40）。使用敏感的PCR检测方法，HCV RNA下降至检测值下限为"完全病毒学应答"（简称：完全应答）。干扰素联合利巴韦林治疗后HCV RNA迅速下降，治疗4周时即达到"完全应答"者为"快速病毒学应答"（简称：快速应答）；治疗12周时达到"完全应答"者，则为"早期病毒学应答"（简称：早期应答）；若治疗12周后HCV RNA较治疗前下降>2 $\log_{10}$IU/ml，但仍可检出，称为"部分病毒学应答"（简称：部分应答）；12周"部分应答"的患者在治疗24周时达到"完全应答"者称为"延迟病毒学应答"（简称：延迟应答）；而治疗12周后HCV RNA较治疗前下降<2 $\log_{10}$IU/ml者，称为"病毒学无应答"（简称：无应答）；达到"完全应答"或"部分应答"的患者在以后治疗过程中又出现HCV RNA水平反弹（≥1 $\log_{10}$IU/ml），称为"病毒学突

破"（简称：突破）。

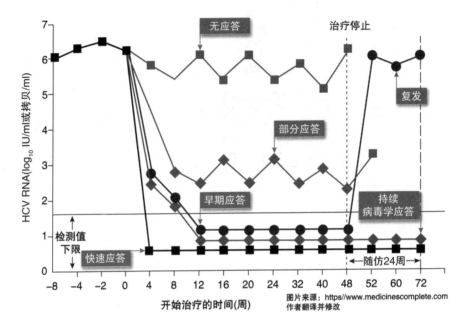

图40　干扰素或联合利巴韦林治疗丙型肝炎的疗效评估

　　在治疗期间对疗效进行评估有助于预测干扰素联合利巴韦林方案的疗效和决定疗程。2014年版世界卫生组织《丙肝指南》建议：①"早期应答"的患者，丙肝病毒基因1型感染者的疗程为48周，基因2型和3型感染者的疗程为24周，基因4型感染者的疗程为36～48周。②"无应答"的患者，治疗12周后应停药，改用其他治疗方案或观察。③"部分应答"的患者在治疗24周后重复进行HCV RNA检测，若仍为阳性则应停药。若已经检测不出HCV RNA，则应延长疗程继续抗病毒治疗：基因1型丙肝病毒感染者的疗程需延长至72周，其他基因型感染患者的疗程应延长到48周。治疗期间发生"病毒学突破"的患者应停用干扰素，改用其他治疗方案或观察。

　　达到"完全应答"的患者继续治疗12～24周，未发生"病毒学突破"，HCV RNA持续检测不出者可以停药。停药后继续观察24周，若在24周内再次检测出HCV RNA者，为"复发"（图40），应改用其他治疗方案；若停药12周或24周内仍保持"完全应答"者则被称为持续病毒学应答。医生们根据持续病毒学应答的英文"Sustained virological response"首字母常将其缩写成"SVR"。停药12周保持"完全应答"者简写为"SVR12",停药24周保持"完全应答"者简写为"SVR24";停药后观察24周,达到"SVR24"者,可视为丙肝病毒感染治愈。近年来的研究发现,用灵敏的检测方法"SVR12"和"SVR24"之间具有高度的一致性。说明停药12周后仍保持持续病毒学应答者,即可视为丙肝病毒感染治愈。

51. 哪些因素可能影响干扰素治疗丙型肝炎的疗效

干扰素治疗慢性丙型肝炎的疗效受多种因素影响,包括:病毒基因型、HCV RNA水平、年龄、性别、感染时间、肝脏纤维化程度、对治疗的依从性、有无重叠感染乙肝病毒或艾滋病病毒和是否联合用药等(表6)。

表6　影响干扰素对丙型肝炎疗效的有利因素和不利因素

影响因素	有利于疗效的因素	不利于疗效的因素
年龄	<40岁	>40岁
性别	女性	男性
感染方式	非输血感染	输血感染
饮酒史	无	有
病程长短	短	长
肝功能指标	异常,但ALT、GGT较低	正常或ALT、GGT较高
肝纤维化程度	轻	重
病毒基因型	2型、3型	1型、4型
病毒水平(HCV RNA)	$<2 \times 10^6$ IU/ml	$>2 \times 10^6$ IU/ml
重叠感染(HBV、HIV)	无	有
血清铁和铁蛋白	较低	升高
干扰素抗体	阴性	阳性
自身抗体	阴性	阳性
脂肪肝及肥胖	无	有
治疗方法	与利巴韦林联合治疗	干扰素单药治疗
感染者IL28B等位基因	C/C型	C/T型或T/T型

丙肝病毒的基因型和联合利巴韦林治疗是最重要的两条影响因素。对于基因2型和3型的丙肝病毒感染者，干扰素联合利巴韦林的治疗不仅疗效较好，而且疗程可以缩短；比干扰素单药治疗，明显提高了治疗的应答率，减少了停药后的复发率。另外，使用聚乙二醇化干扰素的疗效优于普通干扰素。因此，推荐使用聚乙二醇化干扰素联合利巴韦林治疗。

52. 干扰素有什么不良反应

尽管干扰素联合利巴韦林对丙型肝炎有良好的治疗作用，但它们也存在明显的副作用，常常导致不良反应。由于两药的不良反应，导致了32%～42%的患者需要减少剂量，10%～14%的患者中断治疗。

干扰素的常见不良反应包括：流感样症候群、骨髓抑制、失眠、抑郁、食欲减退、体重减轻、腹泻、皮疹、脱发和注射部位无菌性炎症等。

干扰素可诱导自身抗体产生，包括：抗甲状腺抗体、抗核抗体和抗胰岛素抗体。多数情况下无明显临床症状，部分患者可出现甲状腺疾病（甲状腺功能减退或亢进）、糖尿病、血小板减少、自身免疫性肝病、溶血性贫血、银屑病、白斑、类风湿性关节炎和系统性红斑狼疮样综合征等，严重者则需要中断治疗。

干扰素的少见不良反应包括：精神异常、肾脏损害（间质性肾炎、肾病综合征和急性肾衰竭等）、感觉或运动神经病、肠病、肌无力、心血管并发症（心律失常、缺血性心脏病和心肌病等）、视网膜病变、听力下降、间质性肺炎和肝病加重等。发生上述反应后应该停止治疗。

干扰素的各种不良反应在治疗过程中出现时间和表现强度是不同的（图41）。流感样症候群随着治疗时间的延长而减轻，疲劳、抑郁、焦虑等症状随着治疗时间的延长而加重；中性粒细胞减少和脱发在治疗数天或数周后出现，表现强度基本不变；血小板减少的出现常晚于中性粒细胞减少。

不同类型的干扰素制剂不良反应发生率相似，有些不良反应略有差别。例如：聚乙二醇化干扰素 α‑2b注射液（佩乐能）注射后发热较聚乙二醇化干

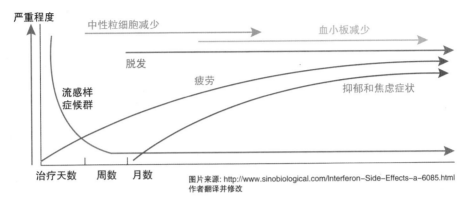

图片来源: http://www.sinobiological.com/Interferon-Side-Effects-a-6085.html
作者翻译并修改

图41 干扰素不良反应的发生时间与强度变化

扰素α-2a注射液（派罗欣）常见，但由于其血浆半衰期比派罗欣稍短，故对骨髓系统的抑制较派罗欣轻，白细胞下降发生率低于派罗欣；普通干扰素对中性粒细胞的抑制作用较聚乙二醇化干扰素稍轻。

不同的治疗人群也可影响干扰素治疗的不良反应及耐受性。年轻患者使用干扰素治疗的不良反应较轻，且容易耐受；而老年人和肝硬化患者不良反应较严重，且耐受性较差。年龄≥65岁以上者和并发糖尿病的患者，因不良反应而中断治疗的比率明显高于年龄<65岁和无糖尿病的患者。干扰素治疗期间应对这些不良反应实施监测。

53. 利巴韦林有什么不良反应

利巴韦林的主要不良反应是溶血和致畸作用，其他不良反应包括恶心、干咳、皮肤干燥、瘙痒或皮疹、肌肉痛、精神抑郁、焦躁、心烦意乱以及高尿酸血症等，有时可引起心脏不良反应。与干扰素联合应用时，利巴韦林的不良反应更加明显。

利巴韦林可以破坏人的红细胞，使红细胞发生溶解，即溶血反应。溶血反应对机体的影响主要是贫血，其临床表现为眩晕、步履蹒跚以及疲劳、倦怠感等。贫血程度与剂量有关，但也因人而异。一项包括3023例丙型肝炎患者的干扰素联合利巴韦林治疗研究发现，贫血的发生率为28.6%，半数以上患者需要减少利巴韦林剂量或使用促红细胞生成素治疗。但是，有医生发现，发生贫血的患者持续病毒学应答率比没有发生贫血者更高。

利巴韦林治疗期间应定期进行血细胞检测，包括血红蛋白、红细胞计数和网织红细胞计数。利巴韦林引起的溶血反应大多发生于治疗开始后4周内，持续至停药或减量。溶血的发生与药物剂量相关，利巴韦林减量或停用后即可好转。肾功能不全者可引起严重溶血反应，一般禁用利巴韦林治疗。另外，有研究显示，年龄≥60岁及女性是溶血发生的危险因素。当血红蛋白降低至100g/L以下时应减量，若小于80g/L时应停药，或在医生指导下接受促红细胞生成素治疗。

利巴韦林对胚胎有致畸作用，为妊娠安全程度X级药物，妊娠妇女禁用。这可能与该药能够掺入人体细胞核酸的合成有关，因此也使其具有潜在的致癌性。

54. 哪些患者不宜使用干扰素及利巴韦林治疗

由于干扰素和利巴韦林有许多不良反应，有些患者不宜使用干扰素联合利巴韦林治疗。我国2015年版《丙肝指南》提出的聚乙二醇化干扰素/干扰素和利巴韦林治疗的绝对禁忌证和相对禁忌证见表7。

干扰素和利巴韦林都属于处方药，应该在医生指导下使用。患者在开始治疗前，应该把自己以前所患有过的疾病如实告诉医生，请医生帮助权衡能否使用干扰素联合利巴韦林的治疗方案。有绝对禁忌证的患者不宜使用干扰素联合利巴韦林方案治疗；有相对禁忌证的患者如无条件使用直接抗病毒药物治疗，应在医生帮助下权衡利弊，决定是否使用干扰素联合利巴韦林治疗，并在治疗期间严密监测。对于不适合使用干扰素和利巴韦林治疗的患者，可以选择直接抗病毒药物治疗，完全没有必要冒着诱发或加重其他疾病的风险选择干扰素联合利巴韦林的治疗方案。

表7 干扰素/利巴韦林治疗的绝对禁忌证与相对禁忌证

聚乙二醇化干扰素:绝对禁忌证	相对禁忌证
·妊娠或短期内有妊娠计划	·中性粒细胞计数绝对值< 1.5×10^9/L
·具有精神分裂症或严重抑郁症等病史	·血小板计数< 90×10^9/L
·未控制的神经系统疾病如癫痫	·未控制的甲状腺疾病
·未控制的自身免疫性疾病	
·失代偿期肝硬化	
·伴有严重感染,视网膜疾病,心功能衰竭,慢性阻塞性肺病等基础疾病	
·未控制的高血压或糖尿病	
·除肝移植外的实体器官移植	
·对干扰素不良反应高度不耐受	
·2岁以下儿童	

利巴韦林:绝对禁忌证	相对禁忌证
·妊娠或短期内有妊娠计划	·男性Hb < 130g/L,女性Hb < 120g/L
·严重心脏病	·患有血红蛋白疾病
·对利巴韦林不良反应高度不耐受	·肾功能异常,血清肌酐 > 1.5mg/dl($133\,\mu$mol/L)
	·未控制的冠状动脉疾病

55. 如何预防或减轻干扰素注射的局部反应

干扰素注射方法是皮下注射(即皮肤与肌肉之间的皮下组织层),而不是肌内注射。皮下注射的部位和注射方法如图42所示。普通干扰素有一个缺点,就是代谢得非常快,吸收后在体内的半衰期仅4个小时。而它的副作用又使其不能像抗菌药物那样频繁注射。这样就影响了干扰素的疗效。为了延长干扰素在体内的代谢时间,医生们想了一个办法,就是把肌内注射改为皮下注射。这是因为肌肉中的血管丰富,吸收较快,代谢也较快;而皮下组织中血管较少，吸收较慢，代谢速度也较慢，使干扰素在体内的吸收更充分，维持时间更长。因此，干扰素皮下注射的吸收率和利用率都优于肌内注射。

　　注射部位反应是干扰素很常见的一种不良反应，表现为瘙痒、局部肿胀或皮疹等。注射部位反应与注射器污染和长期在同一部位注射有关。因此，每次注射都要使用全新的注射器，针头不要重复使用，也不要和别人共用注射器或针头。皮下注射的注射部位要选择上臂部、腹部、臀部及大腿外侧松软的皮下组织（图42），注射部位要不断变换，不宜同一部位反复注射。选择腹部注射面积较大，但不要选择肚脐和腰身附近注射。体瘦的患者腹部皮下组织较少，应该选择大腿或手臂外侧来注射。已经出现红肿、皮疹、结疤及肿块的部位应停止注射一段时间，待局部反应消失后再进行注射。出现肿胀或硬结后可用热敷、理疗等办法治疗，严重者应到医院请医生处理。

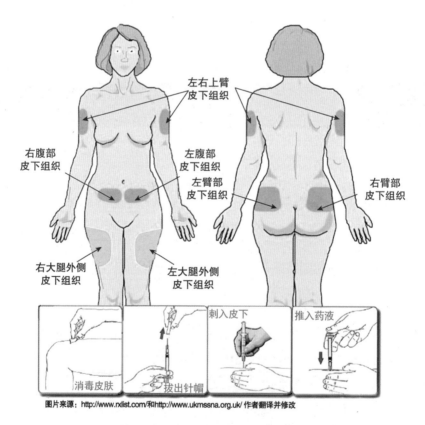

图片来源：http://www.rxlist.com/和http://www.ukmssna.org.uk/ 作者翻译并修改

图42　干扰素的注射方法及注射部位

56. 如何对待干扰素引起的流感样症候群

流感样症候群是干扰素的常见不良反应，主要表现为发热、寒战、头痛、肌肉酸痛和乏力等，个别患者可有恶心、呕吐症状，就像得了流感一样，因此被称为"流感样症候群"。流感样症候群的严重程度和患者的体质、剂量大小有关。轻者仅有轻度头痛、乏力，严重者可出现高热、寒战、肌肉和关节疼痛。干扰素的流感样症候群是干扰素治疗初期的免疫反应所致，发生率达70%以上，首次注射时最严重，大多发生于注射后3～6小时。继续应用后因其所产生的"习惯性"症状逐渐减轻，在注射3～5次后大多数患者不再发热，但少数病例可长期发热，甚至持续至疗程结束。

减轻干扰素流感样症候群的方法是：①聚乙二醇化干扰素每周注射1次，注射时间最好选择周末休息日；普通干扰素隔日注射1次，注射时间最好选择睡前，使流感样症候群发生的时候患者能够好好休息，减轻症状。②在注射干扰素同时服用解热镇痛药（如：去痛片、扑热息痛等），以减轻流感样症状，但要注意的是服用解热镇痛药应视流感样症候群的轻重而定，不要长期服用。③多饮水、多休息。对个别反应强烈而不能耐受者，应考虑改用其他抗病毒药物治疗（图43）。

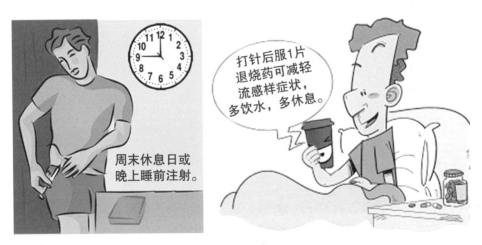

图43　如何减轻干扰素的流感样症候群

57. 如何对待干扰素引起的骨髓抑制

干扰素治疗过程中常常会出现白细胞（中性粒细胞）和（或）血小板减少，有1/3～1/2的患者下降至正常值以下，而对红细胞的影响较小。这是干扰素对骨髓造血系统抑制所致。干扰素引起的骨髓抑制一般发生在治疗的第3天至8周，3个月后则趋于稳定。干扰素对骨髓的抑制作用绝大多数属于轻至中度，而且为可逆性的，减少药物剂量或停药后即可恢复，极少因骨髓抑制导致感染或出血。重度骨髓抑制的发生率<1%，但患有恶性血液病、肝硬化、脾功能亢进的患者有时可导致持续或严重的骨髓抑制。

为了防止干扰素骨髓抑制作用对机体的影响，在使用干扰素前应当先进行血细胞的检测。治疗前白细胞和血小板减少的患者不宜使用干扰素治疗。在治疗初期应当每周进行一次血细胞检测；1个月后，如果血细胞检测结果稳定，可改为每月检测1次。如果发现中性粒细胞绝对计数≤0.75×10^9/L，血小板<50×10^9/L，应将干扰素的剂量适当减少；1～2周后复查，如恢复，则逐渐增加至原剂量；也可服用一些促进白细胞生长的药物（如：鲨肝醇、维生素B_4、盐酸小檗胺等）。如中性粒细胞绝对计数≤0.5×10^9/L，血小板<30×10^9/L，则应停药。严重骨髓抑制的患者应到医院在医生指导下使用粒细胞集落刺激因子或粒细胞巨噬细胞集落刺激因子治疗。严重血小板减少也可能与自身免疫反应有关，可以用肾上腺皮质激素治疗。

为了防止干扰素引起的骨髓抑制，在治疗期间应适当增加营养，补充蛋白质（牛奶、鱼类等）和维生素。血小板减少者可以多吃花生红衣，因为花生红衣有增加血小板的作用。中性粒细胞减少的患者到医院就诊应注意戴口罩，预防感冒和其他感染。

58. 如何对待干扰素引起的甲状腺疾病

慢性丙型肝炎患者的甲状腺疾病发病率显著高于普通人群，其原因目前认为有两个方面：一是丙型肝炎疾病本身对甲状腺功能的影响；二是干扰素的副作用。

意大利医生在630例未经干扰素治疗的丙型肝炎患者中发现，合并甲状腺功能减退者占13%。我国有研究发现，约12%的丙型肝炎患者合并甲状腺疾病。丙型肝炎患者在干扰素治疗过程中可能发生甲状腺疾病。干扰素可诱发机体产生甲状腺抗体。甲状腺抗体是自身抗体的一种，它可激发机体免疫系统对自身的甲状腺细胞发动"内战"，导致甲状腺功能减退或亢进。甲状腺抗体阳性的发生率差异很大（1.9%～40%），女性多于男性，其中1/3可能发生甲状腺疾病；甲状腺功能减退比甲状腺功能亢进的发生率更高，为2～3倍。

　　为了防止和减少干扰素对甲状腺功能的影响，在干扰素治疗前应该对患者的甲状腺功能、促甲状腺素和自身抗体进行检测（图44）。自身抗体阳性者或原有甲状腺疾病的患者，应慎重考虑使用干扰素治疗。

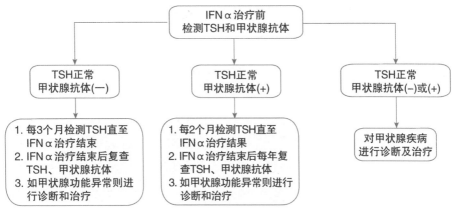

IFNα＝干扰素α，TSH＝促甲状腺激素

图片来源：Hepatology, 2006,43(4):661–72.
作者翻译并修改

图44　干扰素治疗前对甲状腺功能的评估与治疗期间的管理

　　在干扰素治疗过程中，应每2～3个月复查一次甲状腺功能和促甲状腺素。如果发现甲状腺功能异常，应做进一步检查和诊断，根据诊断结果在医生指导下治疗甲状腺疾病或停止干扰素治疗（图45）。

　　半数以上干扰素引起的甲状腺功能异常在停用干扰素后，尽管甲状腺功能恢复，但甲状腺抗体不消失；少数患者在停药后甲状腺疾病持续存在，且需要长期治疗。有些患者的甲状腺功能异常可发生在停药以后。因此，使用普通干扰素或聚乙二醇化干扰素方案治疗的丙肝病毒感染者在停用干扰素1～2年内仍需要进行甲状腺激素和促甲状腺激素水平的检测。

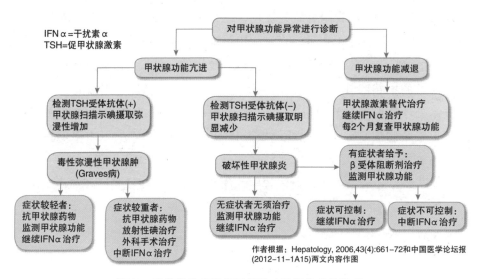

图45　干扰素治疗期间甲状腺功能异常者的管理

59. 干扰素引起的精神症状可以预防和治疗吗

　　干扰素单药或联合利巴韦林治疗丙型肝炎时有30%的患者可出现各种不同程度的精神障碍，大多数表现为失眠、人格障碍、情感障碍、抑郁、焦虑状态等，少数严重者可以出现自杀倾向、躁狂和精神病症状。这些精神症状一般在干扰素治疗1周时开始出现，1~3个月达高峰，3个月以上出现者较少。干扰素引起的精神症状大多数症状较轻，不需要服用精神科药物治疗，停药后即恢复正常。但仍有1%~8%的患者需要停用干扰素，并在精神科医生指导下服用精神科药物治疗。

　　干扰素引起的精神障碍常在一定心理和精神病态基础上发病。据医生们调查，在使用干扰素治疗期间出现精神障碍的患者大多在治疗前就有一定的心理障碍。他们常常因患丙型肝炎或害怕干扰素的不良反应而焦虑、恐惧、紧张。有些患者既往有精神病史或有精神病家族史。因此，在使用干扰素治疗前，患者要对干扰素的不良反应有所了解，有一定的心理准备，尽量排除一些心理和生活上的困扰，减轻心理压力，树立治疗疾病的信心。患者的家人也要多给患者一些关爱和抚慰，帮助患者释放压力，在患者心理状况改善后再开始干扰素的治疗。在治疗期间，患者仍要注意自己的心态，注意休息，减少工作压力，正确对待干扰素治疗期间的不良反应。患者的家人也要注意患者精神状态的变化，多与患者交流，让患者的心理压力得到适当释放。对于原有精神病史或有精神病家族史的患者，除非经过医生评估或预先经过精神科医生治疗，一般不建议使用干扰素治疗。

在干扰素治疗期间，如果出现比较严重的抑郁和焦虑，也可以在精神科医生指导下服用抗抑郁药或抗焦虑药，如阿米替林、西酞普兰、帕罗西汀、劳拉西泮、氯甲西泮等。若药物治疗不能缓解症状，或出现自杀倾向、躁狂症状者，应立即停用干扰素。一般停药后精神症状即可缓解，仅有极少数患者需要长期的精神科治疗。

60. 干扰素应该如何保存与携带

干扰素属于生物制品，其保存有一定要求。患者从医院买回药品，如果没有很好保存使之失效，不仅达不到治疗疾病的目的，还有可能导致严重不良反应。因此，不要图便宜一次买来过多的干扰素，以免保存不当而浪费。

干扰素的保存对温度有一定要求，在4℃左右可保存很长时间，56℃则被破坏（图46）。因此，干扰素应该保存在2～8℃的条件下，最好放在冰箱的冷藏室，一般保存期为15个月。不能把干扰素放在冰箱的冷冻室里，冷冻后

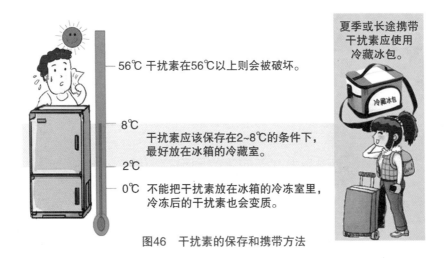

图46 干扰素的保存和携带方法

的干扰素也会变质，就不能再使用了。炎热的夏天将干扰素从医院带回家或需要在出差旅行途中治疗的患者，应准备好冷藏冰包。冬季和春秋两季短时间常温携带干扰素并很快使用，不会影响干扰素的质量。

61. 什么是干扰素经治复发和经治无应答

曾经使用过干扰素（包括普通干扰素或聚乙二醇化干扰素）联合或不联合利巴韦林治疗的患者为"干扰素经治"患者。在干扰素经治患者中，超过40%的患者治疗失败。这些治疗失败的患者大致可分为两类：一类是"经治复发"，另一类是"经治无应答"。

干扰素"经治复发"是指：既往曾使用过干扰素（包括普通干扰素或聚乙二醇化干扰素）联合或不联合利巴韦林治疗，达到"完全应答"后停药，但在停药后24周内"复发"，HCV RNA再次转为阳性。

干扰素"经治无应答"是指：既往曾使用过干扰素（包括普通干扰素或聚乙二醇化干扰素）联合或不联合利巴韦林治疗，在治疗过程中HCV RNA一直可以检测出，未达到"完全应答"，或者治疗12周HCV RNA下降$< 2 \log_{10} IU/ml$。

既往曾使用过干扰素（包括普通干扰素或聚乙二醇化干扰素）联合或不联合利巴韦林治疗，治疗过程中达到"完全应答"或"部分应答"，但继续治疗又出现HCV RNA水平反弹（即："病毒学突破"）的患者一般也被归类于干扰素"经治无应答"。

干扰素"经治复发"和"经治无应答"的患者再治疗后的疗效不同。一般情况下，干扰素"经治复发"的患者经过延长疗程的聚乙二醇化干扰素联合利巴韦林再治疗比干扰素"经治无应答"的患者更可能获得再治疗后的持续病毒学应答率；干扰素"经治无应答"患者中，既往曾发生"部分应答"者比"无应答"者可获得更高的持续病毒学应答率。

62. 干扰素经治复发或无应答的原因有哪些

干扰素"经治复发"和"经治无应答"的原因很多，主要与丙肝病毒的基因型和既往不规范治疗有关。

基因1型丙肝病毒对干扰素的应答较差，干扰素治疗后"经治复发"和"经治无应答"者较多。以往一些研究显示，在干扰素"经治复发"和"经治无应答"的患者中72%～76%为基因1型丙肝病毒感染者。

既往抗病毒治疗方案不规范也是造成干扰素"经治复发"和"经治无应答"的重要原因。如有些患者单用普通干扰素α或聚乙二醇化干扰素α，没有联合利巴韦林；有些患者尽管使用普通干扰素α联合利巴韦林或使用聚乙二醇化干扰素α联合利巴韦林，但是普通干扰素α、聚乙二醇化干扰素α和（或）利巴韦林的剂量不够、疗程不足。

另外，患者的体重较高、治疗依从性较差、HCV RNA水平较高、存在自身抗体或体内产生了干扰素抗体、IL28B等位基因C/T型或T/T型（见第97条：什么是IL28B基因，它对丙肝病毒感染有什么影响）等多种原因都有可能影响干扰素的疗效，导致"经治复发"和"经治无应答"。

63. 干扰素经治复发或无应答的患者能否用干扰素再治疗

干扰素"经治复发"和"经治无应答"的患者使用聚乙二醇化干扰素α联合利巴韦林再治疗的应答率较低，而且常常需要增加剂量或延长疗程，但停药后仍有许多患者再次复发。另外，长期聚乙二醇化干扰素α联合利巴韦林治疗不良反应发生的风险增加，患者耐受性差。因此，干扰素"经治复发"或"经治无应答"的患者应首先考虑选择直接抗病毒药物治疗。但在无条件获得直接抗病毒药物的情况下，"经治复发"和既往未规范治疗的患者也可以考虑使用聚乙二醇化干扰素联合利巴韦林再治疗。因为"经治复发"的患者比"经治无应答"的患者使用聚乙二醇化干扰素联合利巴韦林再次治疗的应答率稍高，既往未规范治疗的患者在规范治疗后有可能达到更好的疗效。

巴西的一项研究显示，干扰素"经治复发"的患者使用聚乙二醇化干扰素α联合利巴韦林再治疗后，持续病毒学应答率为51%，而基因1型丙肝病毒感染者的持续病毒学应答率为44%。最近的一项荟萃分析结果表明，干扰素"经治复发"的基因1型丙肝病毒感染者使用聚乙二醇化干扰素α联合利巴韦林再治疗后，持续病毒学应答率为17%～43%，提高聚乙二醇化干扰素的剂量或延长普通干扰素联合利巴韦林的疗程后持续病毒学应答率可提高至43%~69%。但增加聚乙二醇化干扰素的剂量或延长疗程均有可能增加不良反应的风险，许多患者难以耐受。因此，我国2015年版《丙肝指南》推荐：干扰素"经治复发"的患者应首先考虑直接抗病毒药物治疗。在无条件获得直接抗病毒药物的情况下，符合以下条件者可以考虑选择聚乙二醇化干扰素联合利巴韦林再治疗：①基因2型或3型丙肝病毒感染的干扰素"经治复发"患者；②既往治疗未采用聚乙二醇化干扰素α联合利巴韦林，或者治疗剂量不够、疗程不足导致复发的患者。基因1型丙肝病毒感染者、肝纤维化较轻、不存在合并感染及并发症的患者，可以考虑等待直接抗病毒药物上市后再治疗。

干扰素"经治无应答"的患者使用聚乙二醇化干扰素α联合利巴韦林再治疗后的应答率很低。巴西的一项研究显示，干扰素"经治无应答"的患者使用聚乙二醇化干扰素α联合利巴韦林再治疗后，持续病毒学应答率为26%，而基因1型丙肝病毒感染者的持续病毒学应答率仅为17%。一项荟萃分析结果表明，干扰素"经治无应答"的基因1型丙肝病毒感染者使用聚乙二醇化干扰素α联合利巴韦林再治疗，即使增加聚乙二醇化干扰素的剂量，持续病毒学应答率仍≤18%。在这种情况下，干扰素"经治无应答"的患者使用聚乙二醇化干扰素联合利巴韦林再治疗的收益很小。因此，基因1型丙肝病毒感染者若对干扰素的治疗无应答，只要肝纤维化不严重，可以考虑等待直接抗病毒药物上市后再治疗；既往干扰素治疗未联合利巴韦林，或者治疗剂量不够、疗程不足的"经治无应答"患者，或基因2型或3型的丙肝病毒感染者，如果可以耐受干扰素和利巴韦林，也可以考虑使用聚乙二醇化干扰素α联合利巴韦林再治疗，但疗程应适当延长。

七、治疗丙型肝炎的直接抗病毒药物

64. 什么是丙型肝炎直接抗病毒药物

尽管干扰素联合利巴韦林方案治愈了许多丙肝病毒感染者，但是仍有相当一部分患者不能治愈，尤其是基因1型丙肝病毒感染者对干扰素联合利巴韦林治疗的应答较差；还有一部分患者无法耐受其副作用，尤其是失代偿期肝硬化患者，往往存在干扰素和（或）利巴韦林治疗的禁忌证。国外一项双盲、安慰剂研究的1337例患者中有404例（30.2%）患者因存在各种并发症、禁忌证，不适合使用干扰素治疗。在另一项临床真实情况的回顾性研究中，有72%的患者因无法按时随访和检测、严重临床伴发疾病或精神疾病、存在酒精或药物滥用或依从性不佳等原因而不适合干扰素治疗。我国2011年一项997例丙型肝炎的研究显示，超过50%的丙肝病毒感染者不适合或无法耐受干扰素联合利巴韦林的治疗。近年来，科学家们通过解密丙肝病毒复制的生命周期，找到了一些小分子化合物，可以直接作用于丙肝病毒复制过程中的"非结构蛋白"（英文缩写：NS），抑制丙肝病毒复制，达到清除丙肝病毒的目的。医生们把这些药物称为"直接抗病毒药物"，根据其英文"directly acting antivirals"的首字母，通常将其缩写为"DAA"或复数形式"DAAs"。

目前的直接抗病毒药主要分为三类：①NS3/4A蛋白酶抑制剂；②NS5B聚合酶抑制剂；③NS5A抑制剂。在美国、欧盟和部分亚太国家或地区获批或曾经获批上市的丙型肝炎直接抗病毒药物及其"鸡尾酒"复方制剂或"套装"见表8和表9。由于这些药物均未在我国上市,其中文通用名在文献和网络上常有不同的翻译方法,本书尽量选择使用较广泛的一种,可能与药物上市后获批的中文通用稍有差异。

表8 近年来上市的丙型肝炎直接抗病毒药

通用名	作用机制	剂量/用法	最早获批时间/国家	开发公司
博赛普韦 (Boceprevir)	NS3/4A蛋白酶抑制剂	800mg, 3次/日餐中	2011年/美国	默沙东
特拉普韦 (Telaprevir)	NS3/4A蛋白酶抑制剂	750mg, 3次/日餐中	2011年/美国	福泰/强生/三菱
索菲布韦 (Sofosbuvir)	NS5B聚合酶抑制剂	400mg, 1次/日	2013年/美国	吉利德
西米普韦 (Simeprevir)	NS3/4A蛋白酶抑制剂	150mg, 1次/日早餐	2013年/美国	梅迪伟/强生
达拉他韦 (Daclatasvir)	NS5A抑制剂	60mg, 1次/日	2014年/日本,欧洲	施贵宝
阿舒瑞韦 (Asunaprevir)	NS3/4A蛋白酶抑制剂	100mg, 2次/日	2014年/日本	施贵宝

表9 部分国家或地区获批的抗丙肝病毒"鸡尾酒"复方制剂或"套装"

商品名	成分和用法	最早获批时间/国家	开发公司
Viekirax	Ombitasvir 12.5mg+Paritaprevir 75mg+Ritonavir 50mg, 服法:早餐2片	2015年/欧洲	艾伯维
Viekira Pak	Viekirax + Dasabuvir 250mg的套装, 服法:Viekirax,早餐2片;Dasabuvir,早、晚餐各1片	2014年/美国	艾伯维
Harvoni	Sofosbuvir 400mg+Ledipasvir 90mg, 服法:每日1片	2014年/美国	吉利德
Zepatier	Grazoprevir 100mg+Elbasvir 50mg, 服法:每日1片	2016年/美国	默沙东

2011年在美国上市的第1代NS3/4A蛋白酶抑制剂博赛普韦和特拉普韦已经在欧美地区被淘汰，在我国也不会上市。部分直接抗病毒药物在我国尚处于临床试验阶段，不久将获批应用于临床。

65. 什么是NS3/4A蛋白酶抑制剂

丙肝病毒在复制子代病毒时，先在肝细胞内质网中把自己的遗传"密码"全部"翻译""转录"出来，合成一种"丙肝病毒多聚蛋白"（见第6条：丙肝病毒的生命周期是怎样完成的）。这种"丙肝病毒多聚蛋白"中含有两类病毒蛋白成分。一类被称为"结构蛋白"。"结构蛋白"是成熟病毒的组成结构或成分，如病毒核心蛋白、病毒包膜蛋白等。没有这些"结构蛋白"，就无法组装出子代病毒。另一类被称为"非结构蛋白"。也就是说，成熟的病毒结构或成分中不包括这些"非结构蛋白"。虽然"非结构蛋白"不是病毒的组成部分，只在病毒复制过程中发挥作用，但它们在病毒复制过程中起着促进病毒复制和（或）协助病毒蛋白组装等非常重要的作用。

这个"丙肝病毒多聚蛋白"虽然包含了复制病毒所需的所有基因和蛋白质，但它是一种分子量很大的"多聚蛋白"，就像缠在一起的乱麻，不把它们解开，无法各司其职。我们也可以把这种"丙肝病毒多聚蛋白"比喻成未打开包装的"集装箱"，里面装满了各种机器配件和专用工具。"集装箱"中的机器配件就像病毒的"结构蛋白"，将来用它们组装成机器，再生产出更多产品；"集装箱"里的专用工具就像病毒的"非结构蛋白"，它们不属于机器配件，但没有它们机器则无法组装。我们必须把"集装箱"打开、拆散，用其中的专用工具对其中的机器配件进行组装，才能产生出有用的机器。"丙肝病毒多聚蛋白"也是这样，必须把它剪断或拆卸成小段，用其中的"非结构蛋白"当工具，把各种"结构蛋白"配件组装成可以源源不断复制子代病毒的"机器"，病毒后代才得以诞生。目前发现，"丙肝病毒多聚蛋白"至少可剪出10个病毒蛋白片段，其中包含6个"非结构蛋白"。根据"非结构蛋白"的英文"Non Structural Protein"医生们把它缩写成"NS"，并把这6个"非结构蛋白"分别命名为：NS2、NS3、NS4A、NS4B、NS5A和NS5B（图47）。

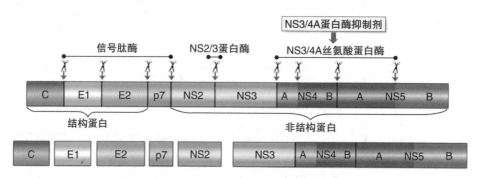

图47 丙肝病毒多聚蛋白及NS3/4A蛋白酶抑制剂的作用位点

近些年来，科学家们把研究治疗丙型肝炎药物的目光盯在这些"非结构蛋白"的身上。科学家们设想：可以通过两种途径使这些"非结构蛋白"不能发挥组装病毒专用"工具"的作用。一是阻止拆开"非结构蛋白"的包装，使"工具"不能正常使用；二是破坏"非结构蛋白"，使"工具"数量减少。没有了"工具"，病毒则不能继续复制了。

用什么办法阻止拆开"非结构蛋白"的包装呢？像寻找治疗艾滋病的药物一样，科学家们想到了"蛋白酶抑制剂"。剪开或拆卸"丙肝病毒多聚蛋白"的工作是由几种病毒蛋白酶来完成的。其中NS3丝氨酸蛋白酶（简称：NS3蛋白酶）最为重要，参与剪切"非结构蛋白"NS3至NS5B之间的4个酶切位点（图47），在病毒体的成熟和装配中起着重要的作用。NS4A蛋白是NS3蛋白酶的辅助因子，在一般情况下NS4A蛋白与NS3蛋白酶以一种稳定的二聚体形式存在，因此被统称为"NS3/4A蛋白酶"。NS3/4A蛋白酶还能够扰乱人体对丙肝病毒感染的免疫反应，使病毒逃避免疫系统的攻击。近些年来科学家们研究出了一些抑制NS3/4A蛋白酶的药物，可以抑制NS3/4A丝氨酸蛋白酶，导致"非结构蛋白"不能正常地从"丙肝病毒多聚蛋白"中剪切下来，病毒的复制和组装则不能正常进行。

特拉普韦和博赛普韦属于第一代NS3/4A蛋白酶抑制剂（简称：蛋白酶抑制剂）。2011年在美国上市后，虽然明显改善了基因1型丙肝病毒感染者的预后，但是仍需要与干扰素和利巴韦林联合应用，且不良反应较多，治疗时还有严格的饮食限制。这使得不能耐受干扰素和（或）利巴韦林副作用的患者、存在干扰素禁忌证的患者以及肝硬化患者仍不能使用含有博赛普韦或特拉普韦的方案治疗。因此,近年来,欧美等国家已经不再推荐使用博赛普韦或特拉普韦治疗丙型肝炎。

第二代蛋白酶抑制剂不仅能有效地抑制NS3/4A蛋白酶的活性,而且还提高了口服生物利用度,降低了耐药率,使其抗丙肝病毒活性有了明显提高。西米普韦、阿舒瑞韦、帕利瑞韦和葛舟普韦都属于第二代蛋白酶抑制剂。西米普韦和阿舒瑞韦均以单药的形式获批上市,帕利瑞韦则与奥比他韦(Ombitasvir)和利托那韦(Ritonavir)组成"鸡尾酒"复方制剂"Viekirax Pak"或"Viekira"获批上市,葛舟普韦与依巴司韦(elbasvir)组成"鸡尾酒"复方制剂"Zepatier"上市。

66. 第1代蛋白酶抑制剂为什么被欧美国家淘汰

博赛普韦和特拉普韦属于第一代蛋白酶抑制剂,2011年首先在美国上市,专门用于基因1型丙肝病毒感染者的治疗。第一代蛋白酶抑制剂的出现明显改善了干扰素初治或经治的丙肝病毒感染者持续病毒学应答率,使初治患者的疗效提高了25%~31%,经治复发患者的疗效提高了40%~64%,部分应答患者的疗效提高了33%~45%,无应答患者的疗效提高了24%~28%。但是,这两种药物还有许多缺点。

首先,博赛普韦和特拉普韦的治疗仍需要联合聚乙二醇化干扰素和利巴韦林,且未缩短干扰素联合利巴韦林的疗程。这使得不能耐受干扰素和(或)利巴韦林副作用的患者、存在干扰素禁忌证的患者以及肝硬化患者都不能使用博赛普韦和特拉普韦治疗。

第二,博赛普韦和特拉普韦还有许多副作用。博赛普韦和特拉普韦像干扰素一样对骨髓有抑制作用,主要引起贫血。在含有博赛普韦的三联治疗中,贫血发生率为40%~50%;含有特拉普韦的三联治疗中,贫血发生率为32%~40%。两种三联治疗方案中的贫血发生率明显高于聚乙二醇化干扰素联合利巴韦林二联方案15%~29%的贫血发生率。大约有55%使用特拉普韦治疗的患者会出现皮肤反应。皮肤反应主要为皮疹和瘙痒,严重者可表现为药物反应伴嗜酸性粒细胞增多全身性症状综合征(Dress综合征)、渗出性多形红斑（史蒂文斯-约翰逊综合征）、中毒性表皮坏死松解症。大约6%的患者因皮肤反应而中断治疗。有大约26%的患者可能出现肛门和直肠症状。肛门直肠症状的表现主要有：痔疮、肛门瘙痒或不适、直肠烧灼感。博赛普韦可以引起味觉障碍，导致患者口腔中出现金属样味道、泥土味、苦杏仁味、口腔干燥等，发生率为35%～44%。

第三，博赛普韦和特拉普韦与许多药物有相互作用，如果同时使用，可能会增加或降低博赛普韦或特拉普韦在血中的浓度，或者会改变其他药物在血液中的浓度，导致药物疗效降低或不良反应风险增加。例如：博赛普韦和特拉普韦可能降低乙炔雌二醇的避孕效果，导致避孕失败；一些安眠药可能降低博赛普韦和特拉普韦的抗病毒疗效，在使用博赛普韦和特拉普韦治疗时不能随便服用安眠药；博赛普韦和特拉普韦与某些他汀类降脂药同时服用，可能增加降脂药的毒性。目前已经发现与博赛普韦和特拉普韦有肯定相互作用的药物至少40余种，有可能相互作用的药物有近百种。

第四，博赛普韦和特拉普韦与食物也有相互作用，在治疗期间要特别注意饮食的要求。食物可增加博赛普韦和特拉普韦的吸收和利用，因此在服用博赛普韦或特拉普韦时需要每天服用3次，在三餐与食物同服。不仅如此，服用博赛普韦时所吃的食物热量至少要达到100cal，脂肪含量的高低不受限制。服用特拉普韦时需要同时进食高脂肪食物，食物的脂肪含量应≥20g，否则就会影响疗效。

第五，博赛普韦和特拉普韦属于窄谱抗丙肝病毒药物，主要作用于基因1型丙肝病毒感染，对基因2型丙肝病毒也有治疗效果，但对基因3型丙肝病毒无效。不过，由于基因2型丙肝病毒对干扰素联合利巴韦林治疗的应答率较高，故仅推荐用于治疗基因1型丙肝病毒感染。

第六，博赛普韦和特拉普韦容易诱导丙肝病毒发生耐药。在欧美一些国家博赛普韦和特拉普韦经治失败的患者中体内的病毒大多对NS3/4A蛋白酶抑制剂产生了耐药。

由于博赛普韦和特拉普韦的这些缺点以及第二代蛋白酶抑制剂和其他直接抗病毒药物的陆续上市，近两年来，世界卫生组织及欧美等国家的《丙肝指南》已经不再推荐使用博赛普韦或特拉普韦治疗丙型肝炎，我国也不会批准这两种药物上市。本书介绍博赛普韦和特拉普韦的目的是为了让读者更深刻地了解直接抗病毒药物的发展过程，对比出第二代蛋白酶抑制剂和其他直接抗病毒药物的优势。

67. 第2代蛋白酶抑制剂与第1代蛋白酶抑制剂有何不同

由于第一代蛋白酶抑制剂存在许多缺点，科学家们希望研究一种不良反应较小，且无须与干扰素和（或）利巴韦林联合的抗丙肝病毒药物。科学家们发现，第一代蛋白酶抑制剂都属于线型结构，可以与NS3/4A蛋白酶直接发生共价结合，使其失去蛋白酶的活性。我们可以把第一代蛋白酶抑制剂比喻成一把利剑，它虽然能够准确地插入到病毒蛋白酶中，抑制了蛋白酶的活性，但同时对人体细胞也会造成一定伤害。于是，科学家们试图改变蛋白酶抑制剂的结构，把它改造成环状，它虽然不能与NS3/4A蛋白酶发生共价结合，但它仍可以与NS3/4A蛋白酶发生紧密结合，好像一把锁环，把蛋白酶"锁"住，使其保留对NS3/4A蛋白酶的抑制作用，而减少对人体细胞的伤害。不仅如此，第二代蛋白酶抑制剂比第一代蛋白酶抑制剂口服生物利用度明显提高，耐药率降低，抗病毒谱增加，明显提高了抗丙肝病毒的疗效。

目前已经在部分国家和地区批准上市的西米普韦、阿舒瑞韦、帕利瑞韦和葛舟普韦都属于这类大环状蛋白酶抑制剂，为第二代蛋白酶抑制剂。但是，两代蛋白酶抑制剂之间有交叉的耐药性。其中一种药物发生耐药，则对其他的蛋白酶抑制剂也会产生耐药性。因此，第一代蛋白酶抑制剂治疗失败或耐药的患者换用第二代蛋白酶抑制剂也可能无效或疗效降低。

68. 西米普韦治疗丙型肝炎的疗效如何

西米普韦（Simeprevir）属于第2代蛋白酶抑制剂，由梅迪伟和强生公司共同研发，2013年首先在美国上市批准用于治疗慢性丙肝病毒感染。

西米普韦对基因1型和4型丙肝病毒复制都有较强的抑制作用，对基因3型丙肝病毒无效，对其他基因型的丙肝病毒抑制作用较弱。因此，专门用于基因1型和4型丙肝病毒感染的治疗，不推荐基因2、3型丙肝病毒感染者使用。

作为第二代蛋白酶抑制剂，西米普韦的不良反应更少，而且每天只需口服1次，大大方便了患者，提高了治疗的依从性。

西米普韦与干扰素、利巴韦林和NS5B聚合酶抑制剂（索菲布韦）有协同抗病毒作用，联合治疗可使疗效明显增加。对既往聚乙二醇化干扰素联合利巴韦林治疗应答不佳或停药复发的基因1型丙肝病毒感染者，西米普韦联合聚乙二醇化干扰素和利巴韦林三联治疗24周的持续病毒学应答率可达到75%~85%，对既往治疗无应答或肝硬化患者的持续病毒学应答率也可达到50%~60%。对于不能耐受或不适合干扰素治疗的患者，西米普韦+索菲布韦联合或不联合利巴韦林治疗12周，持续病毒学应答率可达到90%以上，成为首个疗程仅12周的无干扰素丙型肝炎治疗方案。

但是，NS3蛋白酶存在Q80K变异的丙肝病毒对西米普韦有"先天性耐药"，被医生称为"预存耐药变异"（见第98条：基因1a型丙肝病毒感染者检测Q80K变异有何意义）。这种"先天性耐药"变异在基因1a型丙肝病毒感染者中较常见。因此，基因1型丙肝病毒感染者在选择含有西米普韦的治疗方案前，还需要进行基因亚型的检测；若为基因1a型丙肝病毒感染，需进一步进行Q80K变异的检测，如果Q80K变异为阳性，建议不要选择含有西米普韦的治疗方案。

69. 如何使用西米普韦治疗丙型肝炎，治疗期间应注意哪些问题

西米普韦用于治疗基因1型和4型丙肝病毒感染有两个治疗方案：一是西米普韦联合聚乙二醇化干扰素和利巴韦林方案。该方案先用西米普韦、聚乙二醇化干扰素α和利巴韦林三联治疗12周，然后停用西米普韦，继续使用聚乙二醇化干扰素α和利巴韦林二联治疗12或36周（见第111条：如何使用含干扰素方案治疗基因1型丙肝病毒感染）。二是索菲布韦联合西米普韦方案。该方案根据患者有无肝硬化，西米普韦+索菲布韦联合或不联合利巴韦林治疗12~24周（见第112条：如何使用无干扰素方案治疗基因1型丙肝病毒感染）。

西米普韦的推荐剂量为150mg，每天1次与食物同时口服。食物可使西米普韦的生物利用度增加61%~69%，因此推荐每日早餐时服用，但对食物的种

类无特殊要求，不需要像第一代蛋白酶抑制剂那样必须与高脂饮食或一定热卡的食物同服。

西米普韦在与干扰素和利巴韦林联合治疗时主要的不良反应为：光敏性皮炎、皮疹、皮肤瘙痒和恶心。皮肤反应的发生率大约为56%，但大多为轻至中度，患者大多能够耐受，严重皮肤反应的发生率比特拉普韦少，大约为1%。服用西米普韦治疗期间，应注意防晒，避免暴露在阳光下导致光敏性皮炎。如果发生严重皮肤反应，应立即停用所有治疗药物。

西米普韦可能会导致胆红素升高，发生率为22%～27%。但研究显示，西米普韦引起的胆红素升高与肝毒性无关，而是药物抑制了胆红素的转运蛋白，导致胆红素在肝细胞内转运障碍。肝硬化和失代偿期肝病患者更容易发生胆红素升高。间接胆红素升高也可能与利巴韦林导致的溶血反应有关。未联合利巴韦林的患者很少发生间接胆红素升高。胆红素升高一般无须特殊处理，停药后胆红素即可恢复到治疗前的水平。少见不良反应有贫血、中性粒细胞减少、肌痛、恶心、呼吸困难等，但发生率明显低于博赛普韦和特拉普韦。

西米普韦与博赛普韦和特拉普韦一样，与许多药物有相互作用，如果同时使用，可能会增加或降低西米普韦在血中的浓度，或者改变其他药物在血液中的浓度，导致药物疗效降低或不良反应风险增加。例如：西米普韦可增加咪达唑仑的血药浓度。正在治疗的精神疾病患者、服用安眠药物的患者应咨询医生，避免药物的相互作用。除咪达唑仑以外，还有胺碘酮、普罗帕酮等抗心律失常药，卡马西平、苯妥英等抗癫痫药，红霉素、克拉霉素，伊曲康唑、氟康唑，利福平，阿托伐他汀、洛伐他汀等20余种药物与西米普韦有相互作用。因此，在西米普韦治疗前应该咨询医生，避免与一些有相互作用的药物一起服用。

70. 如何使用阿舒瑞韦治疗丙型肝炎

阿舒瑞韦（Asunaprevir）是由施贵宝公司研发的第二代蛋白酶抑制剂，2014年首先在日本上市，用于治疗慢性丙肝病毒感染。

阿舒瑞韦是一种高度选择性抗丙肝病毒药物，仅对丙肝病毒有作用，对其他病毒均无效。它与西米普韦的不同之处是，它的抗病毒谱较广。在体外试验中，阿舒瑞韦不仅对基因1型和4型丙肝病毒感染有效，对基因5型和6型丙肝病毒感染也有较强的抑制作用，但对基因2型和3型丙肝病毒的抑制作用较差。在基因1型丙肝病毒治疗的研究中，基因1b型感染者的疗效优于基因1a型感染者，基因1a型感染者往往需要与更多的药物联合应用或延长疗程。

阿舒瑞韦的一般推荐剂量是：每次100mg，每日2次，口服。饮食对阿舒瑞韦的影响很小，因此没有必须与食物同服的要求，餐前或餐后服药均可。

阿舒瑞韦与西米普韦一样，可以与其他直接抗病毒药物联合使用，既不需要联合干扰素，也不需要联合利巴韦林，大大减少了治疗丙型肝炎的不良反应。阿舒瑞韦与达拉他韦联合可以治疗基因1b型丙肝病毒感染（见第112条：如何使用无干扰素方案治疗基因1型丙肝病毒感染）。日本的一项Ⅲ期开放临床试验数据显示，干扰素不合适/不耐受或无应答/应答不佳的基因1b型丙肝病毒感染者使用阿舒瑞韦联合达拉他韦治疗24周的持续病毒学应答率为80.5%～90.9%。我国2015年版《丙肝指南》已经推荐使用阿舒瑞韦联合达拉他韦治疗基因1b型丙肝病毒感染，这两种药物也即将在我国上市。

最近有一项阿舒瑞韦+达拉他韦+贝卡布韦（Beclabuvir，一种尚未上市的非核苷类NS5B聚合酶抑制剂）治疗基因4型丙肝病毒感染的研究，三种不同抗病毒机制的药物组合（蛋白酶抑制剂+NS5A蛋白抑制剂+NS5B聚合酶抑制剂），使治疗的完全应答率达到了90%～100%。

71. 阿舒瑞韦治疗期间应注意哪些问题

阿舒瑞韦与西米普韦一样，属于第二代蛋白酶抑制剂。但它与西米普韦不同，丙肝病毒NS3蛋白酶存在Q80K变异时，对阿舒瑞韦的疗效无明显影响。因此，患者在治疗前无须进行Q80K变异的检测。

阿舒瑞韦主要在肝脏代谢，通过胆汁从粪便排出体外。肝损害严重的患者药物代谢减慢，因此不推荐Child-Pugh B级和C级（见第40条：如何对肝硬化患者进行Child-Pugh分级）的肝硬化患者使用；但在肾功能不全的患者中，药物的消除不受影响，肾衰竭或需要肾透析的患者无须调整药物剂量。

阿舒瑞韦有潜在的肝毒性，在与达拉他韦联合治疗基因1b型丙肝病毒感染的临床试验中，大约15.8%和12.6%的患者在治疗期间发生ALT和AST升高，4.5%的患者因ALT明显升高而中断治疗，但没有肝衰竭的病例发生。因此，在使用含有阿舒瑞韦方案的药物治疗时，应注意每4周进行一次肝功能检测。在治疗期间，若ALT升高10倍以上，或小于10倍但有明显的肝病进展症状（乏力、恶心、呕吐、黄疸），应立即停药，给予保肝及支持治疗。若ALT升高小于10倍，且无明显临床症状，应严密监测，并给予适当的保肝药物治疗。在临床试验中，可能与药物相关的不良反应除ALT升高外还包括：腹胀、腹泻、贫血、皮肤干燥、皮疹、抑郁、肌痛、中性粒细胞减少，大多症状较轻，患者可以耐受，但也有在阿舒瑞韦联合达拉他韦治疗时引起嗜酸性粒细胞增多及全身症状综合征的严重药物反应报道。

目前的研究显示，阿舒瑞韦与抗精神病药硫利达嗪并用时，可增加硫利达嗪的血药浓度，有导致严重室性心律失常和猝死的风险，应禁止同时使用。阿舒瑞韦与达比加群、他汀类药物、阿米替林、丙咪嗪、去甲替林、酮康唑、氟康唑、伊曲康唑、泊沙康唑、伏立康唑、右美沙芬、利福平、利福布汀、利福喷丁、咪达唑仑、地高辛、氟卡尼、普罗帕酮等药物有相互作用。在使用阿舒瑞韦治疗前应该咨询医生，避免与一些有相互作用的药物一起服用。

72. 什么是NS5B聚合酶抑制剂

非结构蛋白NS5B在病毒复制中主要发挥RNA依赖的RNA聚合酶功能。丙肝病毒是一种单股正链RNA病毒。病毒在肝细胞复制时，先要以母体病毒的正链RNA为模板，在NS5B聚合酶作用下，复制出互补的负链病毒RNA（图48A），然后再以负链RNA为模板复制出大量子代病毒RNA（图48B）。在这一过程中，NS5B聚合酶是其中所必需的关键酶，而且人类细胞中没有近似功能的酶，没有NS5B聚合酶的参与丙肝病毒则无法复制。科学家们以NS5B聚合酶为药物攻击的"靶位"，研究出一些专门抑制NS5B聚合酶的药物，使病毒空有模板，而得不到NS5B聚合酶的"催化"作用，从而达到抑制丙肝病毒复制的目的。

NS5B聚合酶抑制剂（简称：聚合酶抑制剂）分为核苷类和非核苷类两

类，两类聚合酶抑制剂的作用机制和抗病毒特点不同。

核苷类聚合酶抑制剂的作用与目前的口服抗乙肝病毒药物相似，它可以"假扮"成病毒复制时需要的核苷三磷酸，"掺合"到新生病毒RNA链中，与NS5B聚合酶发生竞争性结合，用假"核苷"代替了病毒复制所需的真"核苷"，形成错误的病毒RNA模板，导致病毒RNA链的延长提前中止，丙肝病毒复制也因此受到抑制（图48A）。

核苷类聚合酶抑制剂的抗病毒作用广泛，对各种基因型的丙肝病毒都有效。但假扮"核苷"数量一定要多于真"核苷"才能达到有效的抑制病毒作用，所以从理论上讲药物剂量需求较大，可能也会增加药物的不良反应。索菲布韦就属于核苷类聚合酶抑制剂，但索菲布韦的安全性较好，不良反应少见。

非核苷类聚合酶抑制剂也会在NS5B聚合酶"催化"病毒RNA复制中"捣乱"，抑制病毒的复制。但它与核苷类聚合酶抑制剂不同，它会直接加入NS5B聚合酶结构中，改变了NS5B聚合酶的形状，使它不能与病毒RNA的核苷结合，失去了"催化"病毒复制的作用（见第75条：贝卡布韦为什么可以抑

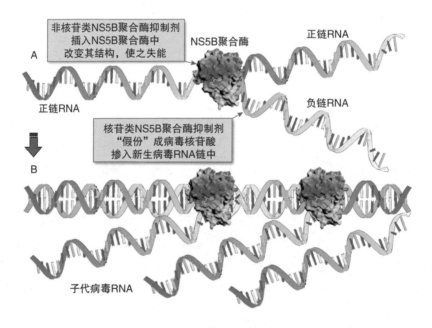

图48　丙肝病毒RNA链的复制过程及NS5B聚合酶抑制剂的作用机制

制NS5B聚合酶）。

非核苷类聚合酶抑制剂直接作用于NS5B聚合酶，从理论上讲，小剂量药物即可发挥很好的抗病毒作用，但由于不同基因型的丙肝病毒NS5B聚合酶结构具有一定的差异，非核苷类聚合酶抑制剂对丙肝病毒基因型有一定的选择性，而且容易导致病毒耐药。贝卡布韦（Beclabuvir）就属于非核苷类聚合酶抑制剂。

73. 如何使用索菲布韦治疗丙型肝炎

索菲布韦（Sofosbuvir）是第1个核苷类聚合酶抑制剂，由吉利德公司研发，2013年首先在美国上市。

索菲布韦吸收后在肝脏内先代谢成三磷酸尿嘧啶类似物（尿苷三磷酸类似物），三磷酸尿嘧啶类似物可以掺入到HCV RNA链中，与丙肝病毒复制所需的NS5B聚合酶发生竞争性结合，终止病毒RNA肽链的延伸。索菲布韦不但对基因1型丙肝病毒有抑制作用，对其他基因型的丙肝病毒感染也有效，被医生称为"泛基因型"抗丙肝病毒药。它还可以不与干扰素联合应用，开创了无干扰素治疗丙型肝炎的先河。另外，索菲布韦与蛋白酶抑制剂不同，病毒对它不容易产生耐药性；即使产生了耐药性，停药后耐药病毒很快消失，可以更换另一种药物联合，再次用索菲布韦对以前治疗失败的患者进行再治疗。因此被医生称为"耐药屏障较高"的药物。

对于基因2型丙肝病毒感染者，索菲布韦+利巴韦林治疗12周的持续病毒学应答率可达到93%~98%；对于基因3型丙肝病毒感染者索菲布韦+利巴韦林的疗效低于基因2型丙肝病毒感染者，疗程延长至24周后持续病毒学应答率可以达到92%~96%；对于初治的基因1、4、5或6型丙肝病毒感染者索菲布韦+聚乙二醇化干扰素联合利巴韦林的持续病毒学应答率可以达到90%以上。但是，对于基因1型丙肝病毒感染者，索菲布韦联合利巴韦林方案，即使疗程延长到24周，其疗效也低于索菲布韦+聚乙二醇化干扰素联合利巴韦林的三联治疗方案。

近年来，随着更多的直接抗病毒药上市，索菲布韦已经逐渐摆脱与副作用较多的干扰素和（或）利巴韦林联合应用，与新一代治疗丙型肝炎的直接抗病毒药物联合，疗效更好且更安全。例如：索菲布韦可以与西米普韦联合，治疗基因1型和4型的丙肝病毒感染；也可以与雷迪帕韦联合，治疗除基因2型和3型以外的其他基因型的丙肝病毒感染；还可以与达拉他韦联合，治疗所有基因型的丙肝病毒感染。这些新的治疗方案使丙肝病毒感染者得到更安全有效的治疗。但是，肝硬化患者的持续病毒学应答率低于非肝硬化患者，因此肝硬化患者的疗程需要延长或与利巴韦林联合治疗。

不同基因型的丙肝病毒感染者治疗方案和疗程略有不同。2015年版欧洲《丙肝指南》推荐的含有索菲布韦治疗方案见表10。

表10　不同基因型丙肝病毒感染者含索菲布韦的治疗方案

治疗人群	治疗方案
所有基因型丙肝病毒感染者	索菲布韦+聚乙二醇化干扰素联合利巴韦林（12周）
基因1、4、5或6型丙肝病毒感染干扰素不能耐受或有禁忌证者	无肝硬化：索菲布韦+达拉他韦（12周） 有肝硬化：索菲布韦+达拉他韦+利巴韦林（12～24周）
基因1或4型丙肝病毒感染干扰素不能耐受或有禁忌证者	无肝硬化：索菲布韦+西米普韦（12周） 有肝硬化：索菲布韦+西米普韦（24周） 或：索菲布韦+西米普韦+利巴韦林（12周）
基因2型无肝硬化丙肝病毒感染者	索菲布韦+利巴韦林（12周）
基因2型有肝硬化或经治的丙肝病毒感染者	索菲布韦+利巴韦林（16～20周） 索菲布韦+达拉他韦（12周）
基因3型丙肝病毒感染者	索菲布韦+利巴韦林（24周） 索菲布韦+达拉他韦（12周，肝硬化联合利巴韦林24周）

74. 索菲布韦的安全性如何，治疗期间应注意哪些问题

索菲布韦属于核苷类聚合酶抑制剂，但它不抑制人类DNA和RNA聚合酶，也不是线粒体RNA聚合酶的抑制剂，不良反应少见，少数患者有轻度疲劳和头痛。在动物试验中，索菲布韦没有遗传毒性和生殖毒性，属于妊娠期

安全程度B级药物。因此，索菲布韦不良反应发生率低，适用于所有丙肝病毒感染者，包括艾滋病和丙肝病毒共感染者、肝硬化、肝细胞癌和准备肝移植的患者。

索菲布韦单药治疗12周的临床试验中未发现与药物相关的不良反应，索菲布韦联合干扰素和利巴韦林治疗期间的不良反应一般都是由聚乙二醇化干扰素和（或）利巴韦林所致。即使索菲布韦与聚乙二醇化干扰素和（或）利巴韦林联合治疗，由于大大缩短了疗程，患者的治疗依从性也明显优于聚乙二醇化干扰素联合利巴韦林方案，因不良反应而中断治疗的患者明显减少。

索菲布韦的推荐剂量为400mg，每日1次口服。它的吸收率和生物利用度不受食物影响，因此不必像蛋白酶抑制剂那样要求在进餐前后服用。但与高脂饮食同时服用可减慢药物的吸收，因此最好空腹服药。

索菲布韦主要通过肾脏排泄，治疗期间应注意监测肾功能。少数药物与索菲布韦有相互作用，如抗癫痫药（如卡马西平、苯妥英钠、苯巴比妥、奥卡西平）、抗结核药（如利福布丁、利福平、利福喷丁）、抗艾滋病病毒的蛋白酶抑制剂（如替拉那韦、利托那韦）与索菲布韦合用，可降低索菲布韦的血药浓度，影响其抗病毒疗效。2015年3月，美国FDA收到9例服用胺碘酮治疗的患者在使用含有索菲布韦方案的药物治疗丙型肝炎后发生严重的心动过缓，其中1例心脏停搏死亡，3例需要安装起搏器治疗。因此，美国FDA发出警告，索菲布韦与胺碘酮可能有相互作用，导致索菲布韦的血药浓度增加，引起心脏毒性。建议索菲布韦与胺碘酮不要同时服用。

75. 贝卡布韦为什么可以抑制NS5B聚合酶

NS5B聚合酶的结构像一只半握拳的右手，包括手掌区、手指区和拇指区（图49）。"手指"负责"抓取"复制所需的三磷酸核苷酸，以便与其发生相互作用；"拇指""掌管"病毒RNA链复制的开始与延伸；"手掌"是聚合酶的"活性区域"，即丙肝病毒复制的"催化中心"，病毒RNA链就是通过NS5B聚合酶的"手掌心"，在它的催化下逐渐延长并复制出来的。

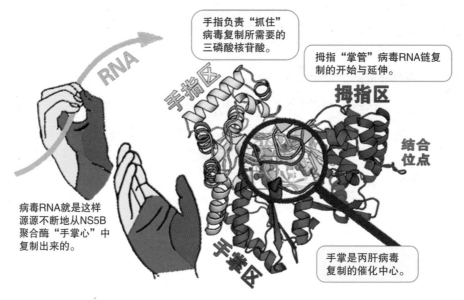

图49 NS5B聚合酶的右手样模式结构及其功能

在NS5B聚合酶上有一些可以改变其结构的结合位点，被称为"变构位点"。NS5B聚合酶手掌区"催化中心"与拇指区之间有1个三磷酸胞苷结合位点，被称为NS5B聚合酶的"变构调节子"，负责调控两个区域的相互作用。另外还有5个"变构位点"，分别称为：拇指Ⅰ、拇指Ⅱ、手掌Ⅰ、手掌Ⅱ和手掌Ⅲ。非核苷类聚合酶抑制剂就是通过与NS5B聚合酶上这些"变构位点"结合，改变了NS5B聚合酶的形状，使聚合酶不能与病毒RNA核苷"握手"结合，失去了聚合酶"催化"病毒复制的作用。

贝卡布韦（Beclabuvir）就是一种高效的非核苷类聚合酶抑制剂，它的作用是与拇指Ⅰ"变构位点"结合，达到抑制丙肝病毒复制的目的。贝卡布韦抗病毒活性较强，安全性较高，对基因1型丙肝病毒感染效果明显，对基因3、4和5型丙肝病毒也有效，对基因6型丙肝病毒的效果差别较大，而对基因2型丙肝病毒只有较弱的作用。在临床研究中，对初治无肝硬化的基因1型丙肝病毒感染者使用贝卡布韦联合达拉他韦和阿舒瑞韦治疗12周，持续病毒学应答率可达到91.3%，为丙肝病毒感染的治疗又提供了一种无干扰素、无利巴韦林的治疗方案。

76. 什么是NS5A抑制剂

丙肝病毒在肝细胞内复制时，需要利用肝细胞中的一些物质（如亲环蛋白A和磷脂酰肌醇4-激酶Ⅲα等）和"非结构蛋白"NS5A一起，组成一种像"膜网"一样的结构，被称为"病毒复制复合体"。"病毒复制复合体"就像一台复制病毒的"机器"，可以源源不断地复制出子代病毒（见第6条：丙肝病毒的生命周期是怎样完成的）。"非结构蛋白"NS5A是一种多功能蛋白，它不仅是"病毒复制复合体"的基本组成部分，控制病毒的复制，而且还参与病毒的成熟和装配。科学家们研制出一些药物能有效地抑制NS5A，阻止其在病毒复制中发挥作用，从而达到抑制丙肝病毒复制的目的。

NS5A有4个特性：①NS5A不具有酶的活性，但具有与RNA结合的活性，可以与肝细胞的内质网结合，组成"病毒复制复合体"，发挥复制病毒的作用。因此，抑制NS5A部位的药物不被称为"酶抑制剂"，而被称为"非结构蛋白5A抑制剂"（简称NS5A抑制剂）。②NS5A是一种亲水性磷酸化蛋白，有基础磷酸化和高度磷酸化两种形式。在丙肝病毒复制时，基础磷酸化的NS5A需要磷元素加入，使之成为高度磷酸化形式，病毒的成熟与装配才能正常进行。③NS5A是一种多区域蛋白，含有3个不同的结构域，各自在病毒复制中发挥不同的作用。结构域Ⅰ的晶体结构是一个二聚体，这个二聚体上有一个凹槽，是病毒复制时RNA的结合位点。结构域Ⅱ和结构域Ⅲ负责病毒复制的调控，在病毒颗粒的聚集和组装中起重要作用。④NS5A容易发生突变。因此，NS5A抑制剂有可能导致病毒耐药，常常需要与其他抗丙肝病毒药物联合使用。

达拉他韦、雷迪帕韦（Ledipasvir）、依巴司韦和维帕他韦（Velpatasvir）均属于NS5A抑制剂。达拉他韦以单药的形式获批上市，雷迪帕韦和依巴司韦分别与索菲布韦、葛舟普韦组成复方制剂"Harvoni"和"Zepatier"上市，而维帕他韦目前已经完成Ⅲ期临床试验，准备与索菲布韦联合组成一种复方制剂上市。

NS5A抑制剂的作用机制目前还不十分清楚。一些体外试验表明，NS5A抑制剂可能通过两条途径发挥直接抗病毒的作用：①阻止了NS5A的磷酸化，使基础磷酸化形式的NS5A不能转化成高度磷酸化形式的NS5A，使其复制出错误或报废的病毒"零件"，不能正常地装配成病毒，从而达到抑制丙肝病毒复制的目的。②改变了NS5A的空间结构，阻止了病毒RNA与其结合，使其不能正常组成"病毒复制复合体",导致病毒复制终止。

在达拉他韦的研究中发现,达拉他韦可以与NS5A的N-端结合,阻止了NS5A磷酸化,使磷元素不能正常与NS5A结合,降低了NS5A与病毒RNA结合的活性,干扰了"病毒复制复合体"复制病毒"零件"的功能,使其复制出错误或报废的病毒"零件",不能正常地装配成病毒,从而达到抑制丙肝病毒复制的目的(图50)。

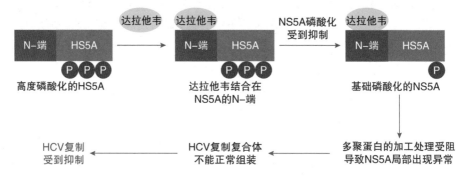

图片来源:Lee C. Drug Des Devel Ther, 2013,7:1223–33

图50 达拉他韦抑制丙肝病毒复制的机制之一

根据达拉他韦与NS5A的结合部位,有人发现达拉他韦独特的回文结构正好与NS5A二聚体互补,可以黏附在病毒RNA与二聚体结合点的反向部位,使二聚体凹槽的空间结构发生轻微扭曲,影响了NS5A二聚体与病毒RNA的精确结合,导致病毒复制终止(图51)。

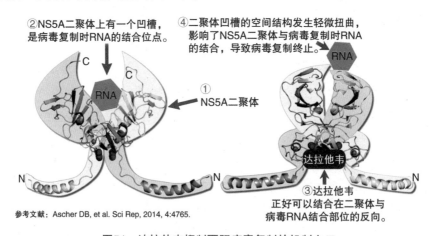

参考文献:Ascher DB, et al. Sci Rep, 2014, 4:4765.

图51 达拉他韦抑制丙肝病毒复制的机制之二

大多数NS5A抑制剂的抗丙肝病毒谱较广，对不同基因型的丙肝病毒都有抑制作用，被称为"泛基因型"抗丙肝病毒药物。

77. 如何使用达拉他韦治疗丙型肝炎

达拉他韦（Daclatasvir）是第一个丙肝病毒NS5A抑制剂，由施贵宝公司研发，2014年和2015年先后在日本、欧洲和美国获批用于治疗丙肝病毒感染。

在体外试验研究中，达拉他韦属于"泛基因型"丙肝病毒NS5A抑制剂，对多种基因型丙肝病毒都具有抑制作用，因此对各种基因型的丙肝病毒感染都有效。在临床试验中证实，达拉他韦可以快速抑制丙肝病毒复制，而且没有明显的副作用。达拉他韦对基因1型和2型丙肝病毒感染有明显疗效。达拉他韦联合索菲布韦对基因1型丙肝病毒感染者治疗12周，持续病毒学应答率可达到93%～99%；与干扰素和利巴韦林联合治疗基因4型丙肝病毒感染，12周的持续病毒学应答率可达到100%。达拉他韦对丙肝病毒NS5A氨基酸31或93部位出现变异者的抗病毒作用降低，曾经用过NS5A治疗失败的患者在治疗前应进行NS5A多态性检测。

达拉他韦与索菲布韦、阿舒瑞韦都有协同作用，联合应用有较强的抗病毒活性，无须与干扰素和利巴韦林联合，提高了丙肝病毒感染者治疗的安全性，并且可降低病毒的耐药性。在无干扰素方案中，达拉他韦+索菲布韦联合或不联合利巴韦林治疗12周或24周，对不同基因型的丙肝病毒感染者、初治或经治的患者，其持续病毒学应答率均可达到90%～100%。达拉他韦也可以与阿舒瑞韦联合用于治疗基因1型丙肝病毒感染，对初治患者治疗24周持续病毒学应答率可达到95%；对不适合或不耐受干扰素治疗的患者和干扰素治疗无应答的患者，治疗后的持续病毒学应答率也可达到80%以上。由于达拉他韦在美国获批较晚，因此2015年美国肝病研究学会和美国感染病学会发布的《丙型肝炎管理指南》（简称：美国《丙肝指南》）中尚未对该药的治疗进行推荐。而阿舒瑞韦目前仅在日本上市，因此，达拉他韦联合阿舒瑞韦的方案均未出现在欧美的丙型肝炎治疗指南中。达拉他韦和阿舒瑞韦即将在我国上市，并已被我国2015年版《丙肝指南》推荐。

达拉他韦的推荐剂量是60mg，每日1次口服，空腹或进食对药物的吸收和利用无明显影响，餐前或餐后服用都可以。

在达拉他韦单药Ⅰ期临床研究中，患者耐受性好，常见的不良事件是头痛，未发现与药物相关的严重不良事件。在达拉他韦与索菲布韦联合治疗的研究中，常见的不良事件是头痛和恶心，少数患者可出现血磷降低和血糖升高。在达拉他韦与阿舒瑞韦联合治疗丙肝病毒感染者的Ⅱ期临床研究中，除头痛外，少数患者发生腹泻和轻度ALT异常。

目前的研究显示，与达拉他韦有相互作用的药物较少，苯妥英、卡马西平、奥卡西平、苯巴比妥、利福平、利福布汀、利福喷汀、地塞米松和中草药贯叶连翘等与达拉他韦有相互作用。在使用达拉他韦治疗前应该咨询医生，避免与这些有相互作用的药物一起服用。美沙酮和丁丙诺啡与达拉他韦无明显相互作用，使用美沙酮和丁丙诺啡等药物的吸毒者在达拉他韦治疗时，无须调整药物剂量。

78. 雷迪帕韦适用于哪些丙肝病毒感染者

雷迪帕韦（Ledipasvir）是由吉利德公司研发的NS5A抑制剂，它也可以与NS5A结合，阻止丙肝病毒复制。人们发现，雷迪帕韦在与NS5A结合时和达拉他韦有竞争性结合现象，说明雷迪帕韦的药理作用与达拉他韦是相似的。

雷迪帕韦对基因1a型、1b型、4a型和6a型丙肝病毒的抗病毒效果都很好，但对基因2a型和3a型丙肝病毒的作用较弱。在临床试验中，雷迪帕韦每日1mg或10mg单药治疗3天，HCV RNA分别下降了2.3和3.3 $\log_{10}$IU/ml，但很快出现耐药，需要与其他抗病毒药物联合应用。

雷迪帕韦上市前的临床试验主要是与索菲布韦联合或与聚乙二醇化干扰素联合。但雷迪帕韦与聚乙二醇化干扰素联合的试验中发现1例严重的全血细胞减少病例，因此取消了与干扰素联合的治疗方案。在雷迪帕韦与索菲布韦联合治疗基因1型丙肝病毒感染的临床试验中，雷迪帕韦+索菲布韦+利巴韦林三联治疗12周的完全应答率高达100%；在无利巴韦林的雷迪帕韦+索菲布韦两联治疗中，12周或24周的完全应答率达到90%～99%；在肝硬化患者的治疗中也很安全。雷迪帕韦与索菲布韦联合治疗降低了病毒的耐药性，停药后的复发率只有0.2%～2%。治疗中常见的不良反应是恶心、头痛和疲劳，没有发现与药物相关的严重毒性反应。因此，2014年美国批准索菲布韦+雷迪帕韦的复方制剂（Harvoni）上市，用于治疗慢性丙型肝炎（见第82条：为什么把Harvoni称为"吉二代"）。

79. 治疗丙型肝炎为什么都要联合用药

在乙型肝炎的抗病毒治疗中，大多采用单药治疗即可抑制病毒复制。为什么治疗丙肝病毒感染都要联合用药呢？

丙肝病毒属于单股正链RNA病毒，单链的结构很不稳定，而且RNA病毒在复制时缺乏修正错误的DNA聚合酶，在复制过程中经常会发生"拼写错误"，就像打字出了错一样，没有纠错机制。因此，丙肝病毒具有较高的变异性，很容易发生变异。丙肝病毒在人体中平均每天产生10^{10}～10^{12}个病毒颗粒，但其核苷酸平均每年出现"拼写错误"的概率高达8×10^{-4}～2×10^{-3}（见第5条：丙肝病毒为什么容易变异）。在药物的压力下，病毒复制时的"拼写错误"更多。尤其是一些抗病毒作用较弱、耐药屏障较低的药物，病毒很容易通过变异对其产生耐药。像治疗艾滋病一样，如果只用一种药物，尽管可以很快地降低血中病毒复制量，但只要病毒复制时出现一点儿小小的变化就可能产生耐药性，药物就失去了治疗作用，病毒又可以继续在体内大量复制。如果像艾滋病"鸡尾酒"疗法一样，把几种药物联合在一起使用，几种不同作用机制的药物同时发挥强大的抗病毒作用，把病毒复制彻底抑制住，不让它们得到变异或复制的机会。这不仅可以减少病毒耐药的发生，也大大缩短了疗程，减少了停药后的复发。因此，丙型肝炎的抗病毒治疗需要至少两种药物联合使用（图52）。

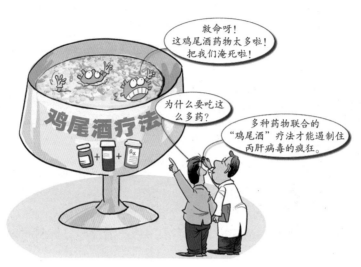

图52　多种药物联合的"鸡尾酒"疗法才能遏制住丙肝病毒的疯狂

　　为了方便患者，制药厂家将几种直接抗病毒药物组合在一起，成为抗丙肝病毒的"鸡尾酒"复方制剂。近年来上市的Viekira Pak、Harvoni和Zepatier都属于抗丙肝病毒的"鸡尾酒"复方制剂。

80. Viekirax和Viekira Pak由哪些药物组成

　　"Viekirax"是奥比他韦（Ombitasvir）+帕利瑞韦（Paritaprevir）+利托那韦（Ritonavir）的复方制剂在欧洲上市的商品名。由于尚无中文名称，本书暂时按照译音，将它简称为"复方维克"。

　　"Viekira Pak"是"复方维克"+达萨布韦（Dasabuvir）单药的"套装"在美国上市时的商品名。"Viekira Pak"目前无中文名称。由于这种药是由"复方维克"和一种单药组合包装在一起的，"Pak"是英文"package"，即"包装"的缩写，译音为"派克"，本书暂时称它为"维克派克套装"。

　　"维克派克套装"于2014年在美国首先上市，2015年1月"复方维克"和"维克派克套装"一同在欧洲获批。这两种治疗丙肝病毒感染的"鸡尾酒"复方制剂均由艾伯维公司研发，其药物组成、剂量、作用机制和用法见表11。

表11　Viekira Pak的药物组成、剂量、作用机制和用法

	药物	剂量	作用	服法
复方维克 （Viekirax）	奥比他韦（Ombitasvir）	12.5mg	NS5A抑制剂	早餐时服1次 每次2片
	帕利瑞韦（Paritaprevir）	75mg	NS3/4A蛋白酶抑制剂	
	利托那韦（Ritonavir）	50mg	肝脏药物代谢酶抑制剂	
达萨布韦（Dasabuvir）		250mg	非核苷类NS5B聚合酶 抑制剂	每天2次 早餐/晚餐各1片

在"维克派克套装"中，奥比他韦、帕利瑞韦和达萨布韦三种药物都属于丙型肝炎直接抗病毒药物。奥比他韦属于NS5A抑制剂，帕利瑞韦属于蛋白酶抑制剂，达萨布韦属于非核苷类聚合酶抑制剂，三种药物通过不同途径抑制丙肝病毒的复制，主要用于治疗基因1型丙肝病毒感染。组方中的利托那韦没有抗丙肝病毒作用，它是一种肝脏药物代谢酶（CYP3A）的抑制剂，在处方中的作用是延缓帕利瑞韦在肝脏中的代谢，增加药物的血浆峰浓度和谷浓度。四种药物组合可有效地抑制丙肝病毒复制，对基因1型丙肝病毒感染者治疗12周的完全应答率高达95%～100%，复发或耐药的患者<3%。

81. 如何使用Viekirax和Viekira Pak治疗丙型肝炎

"维克派克套装"适用于基因1型丙肝病毒感染者的治疗，"复方维克"联合利巴韦林适用于基因4型丙肝病毒感染者的治疗。

"复方维克"和"维克派克套装"需要与食物同服，因为食物可增加奥比他韦、帕利瑞韦、达萨布韦和利托那韦的生物利用度及血药浓度。但与第1代蛋白酶抑制剂相比，对食物的热卡和脂肪含量无特殊要求。

在治疗基因1型丙肝病毒感染时，"复方维克"每次2片，每日1次，与早餐同服；达萨布韦每次250mg，每日2次早餐和晚餐时服用。为了方便患者服药，生产厂家在药物包装上做出了明显的标志，提醒患者在早上或晚上与食物同时服用（图53）。

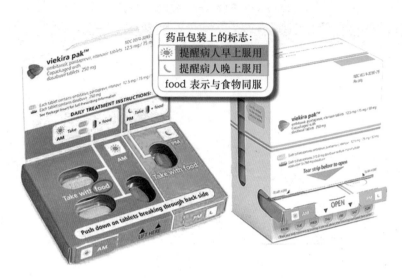

图53　Viekira Pak及药品包装上提醒患者服药的标志

在治疗基因4型丙肝病毒感染时，去掉"维克派克套装"中的单药达萨布韦，改用"复方维克"联合利巴韦林，仍可达到91%～100%的疗效，同时减少了基因4型丙肝病毒感染者的治疗花费。因此，基因4型丙肝病毒感染者的治疗方案为："复方维克"每次2片，每日1次，与早餐同服；联合利巴韦林（剂量按体重<75kg者1000mg/d，≥75kg者1200mg/d，分3次口服）。

"维克派克套装"中的药物大都要经过肝脏，在药物代谢酶的作用下代谢并排出体外，因此与许多药物有相互作用。需要服用其他药物治疗的患者应仔细阅读药品说明书，在医生的指导下决定治疗方案。"维克派克套装"中的药物不经肾脏排泄，有肾损害的患者无须调整药物剂量。

"维克派克套装"治疗中的常见不良反应是恶心、瘙痒和失眠，利托那韦可能引起少数患者发生间接胆红素升高和（或）无症状的ALT升高，但一般不影响治疗，停药后即可恢复；联合利巴韦林的患者可出现与利巴韦林相关的不良反应。"维克派克套装"是妊娠期间安全性程度B级药物，建议在治疗期间采用有效的避孕措施，但不要使用含有炔雌醇的药物避孕，雌激素类药物可能增加ALT升高的风险。"维克派克套装"有潜在的肝毒性，在进展期肝硬化患者中有导致肝病加重的风险。治疗期间应注意监测肝功能，不建议失代偿期肝硬化患者（Child-Pugh分级的B级和C级）使用"维克派克套装"治疗（见第40条：如何对肝硬化患者进行Child-Pugh分级）。在<18岁儿童中，"维克派克套装"的安全性尚无临床数据，因此在丙肝病毒感染的儿童中使用应权衡利弊。

82. 为什么把Harvoni称为"吉二代"

"Harvoni"也是一种抗丙肝病毒"鸡尾酒"复方制剂的商品名。由吉利德公司研制，2014年首先在美国获批用于治疗慢性丙型肝炎。由于这种抗丙肝病毒"鸡尾酒"复方制剂是吉利德公司在研制索菲布韦后，推出的治疗慢性丙肝病毒感染的第二代产品，因此也被人们俗称为"吉二代"。

"吉二代"的组方只有雷迪帕韦和索菲布韦2种药物，其中包括雷迪帕韦90mg、索菲布韦400mg。雷迪帕韦属于丙肝病毒NS5A抑制剂，索菲布韦属于核苷类聚合酶抑制剂，两药联合可有效地抑制丙肝病毒复制。

"吉二代"与"维克派克套装"相比，组方更简单，明显减少了药物的副作用及与其他药物并用时的相互作用；治疗更方便，每日只需要服用1次，每次1片，使丙型肝炎的治疗进入了1片药时代（图54）；食物对"吉二代"在体内的吸收和代谢没有影响，空腹或餐后服用都可以。"吉二代"的抗病毒谱更广，可用于治疗基因1型、4型、5型和6型的丙肝病毒感染。使用"吉二代"只需要治疗12周，无肝硬化和有肝硬化初治患者的持续病毒学应答率在96%以上，只有经治的肝硬化患者建议疗程延长至24周或联合利巴韦林治疗12～24周。

"吉二代"的不良反应少见。在临床试验中的主要不良反应是疲乏和头痛，有时可发生无症状的脂肪酶升高，因不良反应中断治疗的患者不到1%。由于"吉二代"的安全性高，可以用于丙型肝炎失代偿期肝硬化患者的治疗。"吉二代"不能与利福平并用，因为利福平可明显降低雷迪帕韦和索菲布韦在血液中的药物浓度，影响"吉二代"的疗效。"吉二代"可增加替诺福韦的血药浓度，丙肝病毒和乙肝病毒或艾滋病病毒共感染的患者尽量避免"吉二代"与抗乙肝病毒和艾滋病病毒的药物——替诺福韦一起使用。"吉

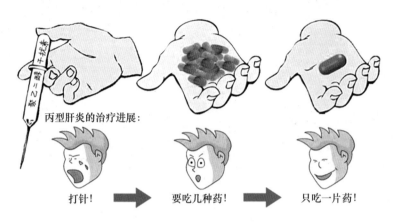

丙型肝炎的治疗进展：

打针！ ➡ 要吃几种药！ ➡ 只吃一片药！

图54　丙型肝炎的治疗进入1片药时代

二代"与瑞舒伐他汀、利福平和中草药贯叶连翘有相互作用，不能同时服用。雷迪帕韦在胃酸pH较低的情况下吸收较好，与胃酸抑制剂同时使用可能会影响药物的吸收，应注意避免同时服用。2015年美国收到索菲布韦与胺碘酮可能有相互作用的报告，导致索菲布韦的血药浓度增加，引起严重的心动过缓。因此，"吉二代"治疗期间不要与胺碘酮并用。服用"吉二代"治疗的丙肝病毒感染者如果患有其他疾病需要并用药物，应在医生指导下决定药物的选择。尽管"吉二代"属于妊娠期间安全程度B级药物，但不建议妊娠期和喂乳期服用。"吉二代"在儿童中尚无足够的安全性数据，暂时不建议用于治疗丙肝病毒感染的儿童患者。

83. "Zepatier"可以治疗哪种基因型的丙肝病毒感染

"Zepatier"是默沙东公司开发的一种抗丙肝病毒"鸡尾酒"复方制剂的商品名，2016年1月在美国上市，成为治疗丙型肝炎的第3个"鸡尾酒"复方制剂。目前还没有查到"Zepatier"的中文名称，由于默沙东公司第1个治疗丙型肝炎的直接抗病毒药物是博赛普韦，"Zepatier"是他们的第2个产品，为了方便读者记忆，本书就暂时称它为"默二代"吧！

"默二代"是由葛舟普韦（Grazoprevir）100mg和依巴司韦（Elbasvir）50mg两种抗丙肝病毒药物组成。葛舟普韦属于第2代蛋白酶抑制剂，依巴司韦是一种NS5A抑制剂，两种药物组合在一起对基因1、4和6型丙肝病毒感染都有明显的疗效。在美国获批主要用于治疗基因1型和4型丙肝病毒感染。在多个临床研究中，使用"默二代"联合或不联合利巴韦林治疗不同人群的基因1型丙肝病毒感染，持续病毒学应答率可达94%～97%；治疗基因4型丙肝病毒感染的持续病毒学应答率可达97%～100%。NS3蛋白酶存在Q80K变异对葛舟普韦的抗病毒作用没有明显影响，但既往使用过蛋白酶抑制剂治疗失败的患者可能使葛舟普韦的疗效降低。在临床试验中发现，丙肝病毒NS5A蛋白基因的多态性可影响依巴司韦的抗病毒作用。治疗前丙肝病毒NS5A的氨基酸28、30、31或93部位出现变异者可导致依巴司韦抗病毒作用明显减弱。不同基因型的丙肝病毒感染者治疗方案略有不同（表12）。由于"默二代"于2016年1月刚刚获批，目前各国指南均未对其进行推荐。

表12 不同基因型或亚型的丙肝病毒感染者（有或无肝硬化）Zepatier的治疗方案

治疗人群	治疗方案	疗程
基因1a型（NS5A无变异*），初治或干扰素+利巴韦林经治	Zepatier	12周
基因1a型（NS5A有变异），初治或干扰素+利巴韦林经治	Zepatier +利巴韦林	16周
基因1b型，初治或干扰素经治	Zepatier	12周
基因1a或1b型，干扰素+利巴韦林+蛋白酶抑制剂经治	Zepatier +利巴韦林	12周
基因4型，初治	Zepatier	12周
基因4型，干扰素+利巴韦林经治	Zepatier +利巴韦林	16周

注：* NS5A变异：治疗前NS5A氨基酸28、30、31或93部位出现变异。

"默二代"每天只需口服1片，食物对药物的吸收和利用无明显影响，空腹或餐后服用均不受限制。在临床试验中，"默二代"的主要不良事件是疲乏和头痛。大约1%的患者在治疗期间出现ALT升高（≥正常值上限5倍），一般发生在治疗的8～10周，治疗结束后即可恢复。因此不建议失代偿期肝硬化患者（Child-Pugh分级的B级和C级）使用。

"默二代"与阿扎那韦、达芦那韦、洛匹那韦、沙奎那韦、替拉那韦、替诺福韦、环孢素、他克莫司、卡马西平、苯妥英钠、酮康唑、利福平及一些他汀类降脂药物有相互作用，在使用"默二代"治疗前应该咨询医生，避免与一些有相互作用的药物一起服用。

84. 谁是下一杯"鸡尾酒"

固定剂量组方的抗丙肝病毒"鸡尾酒"复方制剂使用方便，增加了患者治疗的依从性，因此得到各大医药公司的效仿。

吉利德公司将索菲布韦400mg和维帕他韦（Velpatasvir）100mg组合成一种"鸡尾酒"复方制剂，每日口服1次。由于索菲布韦和维帕他韦的复方制剂是吉利德公司研制的第三个治疗丙型肝炎的产品，因此可称其为"吉三代"。维帕他韦属于一种NS5A抑制剂对所有基因型的丙肝病毒都有抑制作用，而且抗病毒作用强，耐药屏障较高。索菲布韦和维帕他韦都属于"泛基因型"抗丙肝病毒药物，对所有基因型的丙肝病毒都有效。一项临床试验已经证实，对624例初治或经治的丙肝病毒感染者（包括基因1、2、4、5、6型），使用"吉三代"治疗12周的总体持续病毒学应答率达到99%。一项"吉三代"联合利巴韦林的随机对照临床研究中，基因2型与3型感染者治疗12周的持续病毒学应答率分别为99%和95%，明显高于索菲布韦联合利巴韦林治疗12～24周的持续病毒学应答率（94%和80%）。"吉三代"还可以用于治疗失代偿期丙型肝炎。一项包括267例失代偿期丙肝病毒感染者的研究中，使用"吉三代"联合或不联合利巴韦林治疗12～24周的总体持续病毒学应答率达到83%。目前，"吉三代"已经完成了III期临床试验，正在等待获批上市。

施贵宝公司将他们研发的达拉他韦30mg、阿舒瑞韦200mg和贝卡布韦75mg组合成"鸡尾酒"复方制剂，每次1片，每日2次口服。达拉他韦属于NS5A抑制剂，阿舒瑞韦属于第二代蛋白酶抑制剂，贝卡布韦属于非核苷类聚合酶抑制剂。这三种药物的组合不仅可以治疗基因1型丙肝病毒感染，而且对基因2、3、4型丙肝病毒感染都有效。在一项临床试验中，这三种药物的复方制剂治疗12周后，92%的初治患者和89.3%的经治患者获得了持续病毒学应答，治疗失败的患者只有8%。在另一项丙型肝炎代偿期肝硬化治疗的临床试验中，这种复方制剂联合或不联合利巴韦林治疗12周，持续病毒学应答率分别为93%～98%和87%～93%。达拉他韦、阿舒瑞韦和贝卡布韦三药组成的"鸡尾酒"复方制剂目前正在进行III期临床试验，可能会在不久的将来获批上市。

无论谁是下一杯"鸡尾酒"，丙肝病毒感染者都将会得到更安全有效的药物治疗。

85. 直接抗病毒药物治疗丙型肝炎有几种联合方案

以直接抗病毒药物为基础的抗病毒方案包括三种类型（表13）：①一个直接抗病毒药物联合聚乙二醇化干扰素和利巴韦林；②直接抗病毒药物联合利巴韦林；③不同直接抗病毒药物联合或复方制剂。

表13　直接抗病毒药物的联合方案及推荐治疗的丙肝病毒基因型

联合方案	HCV基因型
含干扰素及利巴韦林方案：	
索菲布韦+利巴韦林+聚乙二醇化干扰素	1、3、4型
西米普韦+利巴韦林+聚乙二醇化干扰素	1b、1a（Q80K变异阴性）、4型
无干扰素的联合利巴韦林方案：	
索菲布韦+利巴韦林	1、2、3、4型
索菲布韦+西米普韦+利巴韦林	1b、1a（Q80K变异阴性）、4型
Viekirax +利巴韦林	4型
Zepatier +利巴韦林	1、4型
无干扰素且无利巴韦林方案：	
索菲布韦+西米普韦	1b、1a（Q80K变异阴性）、4型
索菲布韦+达拉他韦	所有基因型
达拉他韦+阿舒瑞韦	1b型
Viekira Pak	1型
Harvoni	1、4、5、6型
Zepatier	1、4型

不同类型直接抗病毒药物有不同的联合方案，不同的药物联合方案所治疗的丙肝病毒基因型不同。索菲布韦+达拉他韦（12周或24周）方案适用于治

疗所有基因型的丙肝病毒感染，"维克派克套装"仅适用于治疗基因1型丙肝病毒感染；而基因1型丙肝病毒感染者在选择含有西米普韦治疗方案时，需要区分是1a型还是1b型，如果是1a型，需要进行丙肝病毒Q80K变异的检测，对存在Q80K变异的丙肝病毒感染者，不适合选用含有西米普韦治疗方案治疗。不同基因型的丙肝病毒感染者、疾病的不同状态及药物的禁忌证也会影响药物联合方案的选择。有干扰素或利巴韦林禁忌证的患者不易选择含有干扰素和（或）利巴韦林的联合治疗方案，基因1型丙肝病毒感染者、肝硬化或经治失败的患者需要适当延长疗程。因此，患者在抗病毒治疗前，一定要检测丙肝病毒基因型，全面评估肝纤维化程度及疾病状态，在医生的指导下选择适当的药物联合方案进行治疗。

八、丙肝病毒感染者治疗前的准备和治疗期间的监测

86. 丙肝病毒感染者治疗前为什么要做"基线"检查

基线检查就是治疗期间需要观察的指标治疗前的水平，医生根据其在治疗后的变化判断疗效和发现不良反应（图55）。丙型肝炎治疗前的基线检查包括：病毒学检查、生化学检查和血细胞检查等。

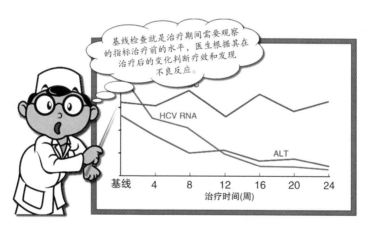

图55　基线检查的意义

丙肝病毒感染者治疗前应进行HCV RNA检测。HCV RNA阴性者可能病毒已被清除，3~6个月后复查。HCV RNA阳性者，以治疗前HCV RNA水平为"基线"，医生可根据其治疗后的变化判断药物的疗效。例如：干扰素联合利巴韦林治疗后HCV RNA迅速下

降，治疗4周时即达到"完全应答"者为"快速应答"，治疗12周时达到"完全应答"者为"早期应答"。"快速应答"或"早期应答"者停药后的持续病毒学应答率较高。

丙氨酸氨基转移酶（ALT）和天冬氨酸氨基转移酶（AST）水平变化可反映肝细胞损害的程度。治疗前的ALT和AST作为丙肝病毒感染者治疗前肝功能的基线水平，治疗后随着HCV RNA阴转，ALT和AST可逐渐恢复正常。有些药物（如阿舒瑞韦）可能导致ALT和（或）AST水平升高，需要在治疗期间监测，并与"基线"ALT和AST水平对比才能够发现。

治疗前的血清生化学、甲状腺功能和血细胞检测也可以作为患者治疗前的"基线"指标，治疗后可以根据这些指标的变化及时发现不良反应。治疗前血液生化学、甲状腺功能和血细胞检查有明显异常者，应在医生指导下选择比较安全的治疗方案。如甲状腺功能异常者不宜选择含有干扰素的治疗方案；严重贫血者不宜选择含有利巴韦林的治疗方案。

87. 丙肝病毒感染者治疗前为什么要检测丙肝病毒基因型

不同的丙肝病毒基因型治疗方案差异较大，治疗前病毒基因型的检测对决定治疗方案非常重要（见第九部分：丙肝病毒感染者的治疗选择）。例如：干扰素联合利巴韦林方案对2型和3型丙肝病毒感染者的疗效较好，而对1型（尤其是1b型）和4型的疗效较差，被称为"难治基因型病毒"。对于"难治基因型病毒"的感染者需要延长疗程或选择包括直接抗病毒药物的方案治疗。直接抗病毒药物对不同基因型丙肝病毒的抗病毒作用也有差异。例如：第二代蛋白酶抑制剂西米普韦对基因1型和4型丙肝病毒复制都有较强的抑制作用，但对存在NS3蛋白酶Q80K变异的1a型丙肝病毒感染者疗效较差。贝卡布韦对基因1型丙肝病毒感染效果明显，对基因3、4和5型丙肝病毒也有效，对基因6型丙肝病毒的效果差别较大，而对基因2型丙肝病毒只有较弱的作用。雷迪帕韦对基因1a型、1b型、4a型和6a型丙肝病毒的抗病毒效果都很好，但对基因2a型和3a型丙肝病毒的抗病毒作用较差。抗丙肝病毒的药物都非常昂贵，如果治疗方案选择失误或疗程过长、过短，都有可能造成治疗失败或药物浪费，增加患者的经济负担。因此，丙肝病毒感染者治疗前应进行丙肝病毒基因型以及基因1型亚型的检测，以便选择最适当的治疗方案。

88. 评估丙肝病毒感染者肝纤维化有哪些方法

对丙肝病毒感染者治疗前进行肝纤维化程度评估不仅有利于预测患者的预后，还有助于选择治疗方案、决定疗程。例如：失代偿期肝硬化患者最好选择无干扰素、无利巴韦林的直接抗病毒药物治疗，而肝硬化患者在使用直接抗病毒药物治疗时往往要联合利巴韦林或延长疗程。

评估肝纤维化程度的方法分为有创性检查和无创性检查两类。有创性检查就是肝穿刺活组织检查。无创性检查包括：①肝脏影像学检查（超声波、CT扫描、磁共振等）；②纤维化血清学指标检测；③以血清学和血细胞检测指标为基础的评分计算模型；④肝脏瞬时弹性成像。肝穿刺毕竟是一种有创伤性的检查，会引起疼痛，有一定的风险，不能反复进行。而肝脏影像学检查尽管可以对肝硬化做出诊断，但不能准确反映肝纤维化的程度。医生们曾用一些纤维化血清学指标（如：透明质酸、层粘蛋白等）对肝纤维化进行评估。但这些指标受到年龄、其他器官病变等多种因素影响，对肝脏纤维化程度的诊断缺乏特异性。以血清学和血细胞检测指标为基础的评分计算模型，如天冬氨酸氨基转移酶（AST）和血小板（PLT）比率指数（APRI评分）、FIB-4指数等，虽然简单易行，但敏感性和特异性不强。瞬时弹性成像是近几年发展起来的一种新的影像学无创诊断方法，对丙型肝炎肝纤维化分期的诊断较为可靠，对肝硬化的诊断更准确，已经得到各国指南的推荐，广泛应用于临床。

89. 如何利用APRI评分诊断丙型肝炎肝硬化

多年来，许多医生在寻找更简单的方法进行无创性肝纤维化评估和肝硬化的诊断。2003年一位美国医生首先提出利用天冬氨酸氨基转移酶（AST）和血小板（PLT）比率指数评估肝纤维化和肝硬化，并根据其英文（Aspartate aminotransferase-to-Platelet Ratio Index）的缩写命名为"APRI评分"。AST和血小板都是肝病患者经常进行的检查指标，只用这两项指标就能对肝脏的纤维化和肝硬化程度进行评估，那真是太简单不过了！经过十余年的研究和验证，这种方法得到了大多数医生的认可，并被世界卫生组织、欧洲、美国和我国的《丙肝指南》推荐。它的计算公式是：

$$APRI \ 评分 = \frac{AST \div ULN \times 100}{PLT(10^9/L)}$$

公式中AST=天冬氨酸氨基转移酶，ULN=AST的正常参考值上限，PLT=血小板（$10^9/L$）。如果APRI评分<0.5者无明显肝纤维化或只有2级以下的肝纤维化，APRI评分>1.5应考虑显著肝纤维化或进展性肝纤维化；APRI评分<1可排除肝硬化，而>2则预示患者很可能已经发生了肝硬化。研究显示，这种方法诊断肝硬化的准确性在80%左右。例如：1例男性丙型肝炎患者的检查报告显示：AST 80 U/L（正常参考范围：0～40 U/L），血小板95×10^9/L，那么他的APRI评分为：

$$APRI \ 评分 = \frac{80 \div 40 \times 100}{95 \ (10^9/L)} \approx 2.1$$

这例患者的APRI评分>2，说明他可能已经发展到肝硬化阶段。

美国的丙型肝炎在线网站（Hepatitis C online）把APRI评分的公式程序直接放到了网上（http://www.hepatitisc.uw.edu/page/clinical-calculators/apri）。患者只要在网上直接输入AST及其正常值上限和血小板（PLT）的检测值，即可得出自己的APRI评分。

需要注意的是，我国的肝病患者常常服用联苯双酯、双环醇、五脂胶囊等降酶药。这些降酶药有可能导致ALT下降，而AST上升。在这种情况下计算APRI评分是不准确的，需要在未服降酶药的情况下计算APRI评分。

90. 如何利用FIB-4指数评估慢性丙型肝炎患者的肝纤维化

FIB-4指数（Fibrosis 4 Score）是2006年由史特林（Sterling）医生首先提出的一种无创性评估慢性肝病患者肝纤维化方法。和"APRI评分"一样，这种方法仅包含了ALT、AST、PLT和患者年龄几项简单的指标，非常适合基层医生应用，并被世界卫生组织、欧洲、美国和我国的《丙肝指南》推荐。FIB-4指数的计算公式为：

$$FIB-4 = \frac{年龄(岁) \times AST(U/L)}{PLT(10^9/L) \times \sqrt{ALT(U/L)}}$$

不同肝病患者FIB-4指数评价的临界值略有不同。对于慢性乙型肝炎或丙型肝炎，FIB-4指数<1.45者无明显肝纤维化或只有2级以下的肝纤维化，与肝穿刺病理学结果的符合率为94.7%；而FIB-4指数>3.25者的肝纤维化程度为3~4级或以上，与肝穿刺病理学结果的符合率为82.1%。对于非酒精性脂肪肝，2级以下或3~4级以上的肝纤维化临界值分别为<1.3和>2.67。但也有研究认为，FIB-4指数对于排除明显肝纤维化更准确，优于对严重肝纤维化的诊断。

例如：1例41岁男性慢性丙型肝炎患者的检查报告显示：ALT 100U/L，AST 80U/L，血小板95×10^9/L，那么他的FIB-4指数为：

$$FIB-4 = \frac{41(岁) \times 80(U/L)}{95(10^9/L) \times \sqrt{100(U/L)}} \approx 3.45$$

这例患者的FIB-4指数>3.25，说明他的肝纤维化程度为3~4级或以上，很可能已经发展到肝硬化阶段。

与计算APRI评分的情况相似，服用联苯双酯、双环醇、五脂胶囊等降酶药物可能影响ALT和AST的检测结果，导致FIB-4指数不准确。因此需要在未服降酶药的情况下计算FIB-4指数，对肝纤维化进行评估。

胃肠病学和肝病学资源网站把FIB-4指数计算公式的程序直接做到了网站里（http://gihep.com/calculators/hepatology/fibrosis-4-score/）。患者只要在网上直接输入自己的年龄、ALT、AST和血小板的检测值，即可得出自己的FIB-4指数。

91. 如何看待肝纤维化血清学检查

肝细胞的炎性改变可以刺激肝内纤维组织增生，引起血清促纤维形成的一些标志物水平升高，人们利用这些指标判断肝脏纤维化程度。常用的血清肝纤维化指标有四项，包括：透明质酸（HA）、层粘蛋白（LN）、Ⅳ型胶原（C-Ⅳ）、Ⅲ型前胶原（PCⅢ）。

这些指标升高常提示肝组织内纤维化形成，异常程度随着肝纤维化加重而逐渐明显。血清肝纤维化指标的异常在急性肝炎中即可见到，随着慢性肝病的进展，肝纤维化指标的改变也逐渐明显，肝硬化和肝癌则明显升高。但是，这四项肝纤维化血清学指标的特异性不强，其他脏器的疾病也可引起这几项纤维化指标异常。例如：肺癌和许多恶性肿瘤可引起血清HA和LN明显升高；结缔组织病、器官移植排异反应、肾纤维化、慢性肾炎及肾衰竭都可引起血清HA升高；有老年骨关节病、类风湿性关节炎的患者血清HA也会明显升高；血清C-Ⅳ在全身结缔组织病、肾纤维化、甲状腺功能亢进（甲亢）、糖尿病合并肾病时也可升高；矽肺（硅沉着病）可引起血清PCⅢ升高。

除了疾病以外，年龄也是这些纤维化指标的重要影响因素。有研究显示血清HA水平随年龄增加而升高，健康青年组＜健康老年前期组＜健康老年组；在慢性肝炎患者中，年龄的影响甚至比肝脏病变的影响更明显。因此，近年来血清肝纤维化检测逐渐被医生淘汰，各国的乙型肝炎或丙型肝炎管理指南均未推荐四项肝纤维化血清学检查作为评估肝纤维化程度的方法。

92. 如何利用"飞波"评估丙型肝炎患者的肝纤维化和脂肪肝

"瞬时弹性成像"技术是一种较为成熟的无创检查方法，其优势为操作简便、可重复性好，能够比较准确地识别出轻度肝纤维化和进展性肝纤维化或早期肝硬化，这为临床诊断与评价肝纤维化提供了一种新的手段（图56）。

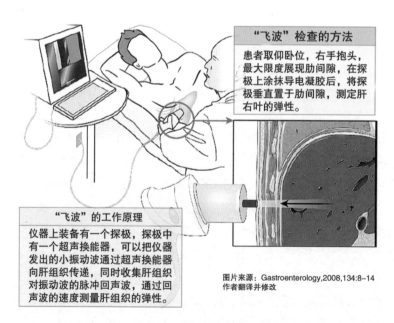

"飞波"检查的方法
患者取仰卧位，右手抱头，最大限度展现肋间隙，在探极上涂抹导电凝胶后，将探极垂直置于肋间隙，测定肝右叶的弹性。

"飞波"的工作原理
仪器上装备有一个探极，探极中有一个超声换能器，可以把仪器发出的小振动波通过超声换能器向肝组织传递，同时收集肝组织对振动波的脉冲回声波，通过回声波的速度测量肝组织的弹性。

图片来源：Gastroenterology,2008,134:8-14
作者翻译并修改

图56 "飞波"的检查方法和工作原理

根据"瞬时弹性成像"仪器的英文名称（FibroScan）译音，一些网民称其为"飞波试肝"或简称为"飞波"。

"飞波"利用超声技术通过肝脏组织对低频超声震动波反射而来的弹性数值，来评估肝脏硬度。"飞波"的肝脏弹性值单位以千帕（kPa）来表示，测量范围是2.4 ~ 75.4kPa，弹性数值越大，表示肝组织质地越硬，纤维化程度越严重。按弹性数值分为F0、F1、F2、F3和F4共5个等级：F0为无肝纤维化，≥F1为轻度肝纤维化，≥F2为中度肝纤维化，≥F3为重度肝纤维化，F4为肝硬化。在一般情况下，< 7.3kPa为F0~F1，7.3 ~ 9.6kPa为F2，9.7 ~ 12.3kPa为F2~F3，12.4 ~ 17.4kPa为F3~F4，≥17.5kPa为F4（图57）。

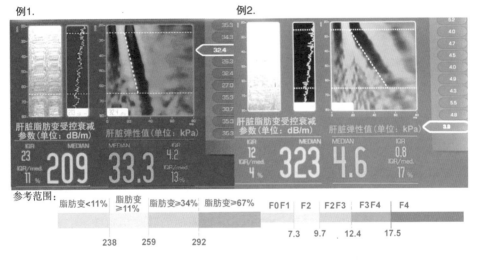

图57 两例患者的肝脏弹性值和肝脏脂肪变受控衰减参数

图57中的例1，"飞波"肝脏弹性值为33.3kPa，说明这位患者的肝纤维化程度已经发展到F4，即可诊断为肝硬化。而图57中的例2，"飞波"肝脏弹性值为4.6kPa，在F0~F1的范围内，说明这例患者的肝脏没有明显纤维化。但是，"飞波"检测的成功率受许多因素影响，如肥胖、肋间隙大小、肝脏炎症坏死、胆汁淤积以及操作者的经验等。胆红素异常对"飞波"成像的结果影响最明显，最好在胆红素正常情况下进行检查。

新一代的"飞波"仪器不仅能检测肝脏纤维化程度，还能为肝脏脂肪变实施定量检测。正常人肝内脂肪占肝脏重量的2%~4%，当脂肪积聚超过肝脏重量的5%，或者肝组织中5%以上的肝细胞发生脂肪沉积时称为肝脏脂肪变。超声波是肝病常用的影像学诊断方法之一，操作简便、价格便宜，是肝病患者常用的辅助检查。在超声波下脂肪的回声与正常肝组织相比，回声相对衰减，可以对脂肪肝做出诊断。但是，仅凭肉眼观察超声波的回声，受操作医生经验的影响很大；当肝脏内的脂肪堆积<30%时，超声波往往很难检测出来，既不准确也无法量化。

于是，科学家们想了一个办法，把肝脏内脂肪组织在超声波下回声衰减的情况转化成一种反相射频信号的参数——肝脏脂肪变受控衰减参数（Controlled Attenuation Parameter，CAP），使肝脏内脂肪堆积的情况能够比较准确地以参数形式反映出来，实现了对肝脏脂肪变的定量检测。肝脏脂肪变受控衰减参数（CAP）的单位是dB/m，可以检测出10%以上的肝脏脂肪变，有利于发现早期脂肪肝。在一般情况下，CAP<238dB/m，肝脏内脂肪<11%；CAP在238~258dB/m时，肝脏脂肪变为11%~33%；CAP在259~291dB/m时，肝脏脂肪变为≥34%；CAP在≥292dB/m时，肝脏脂肪变为≥67%（图57）。但是，超重、过度肥胖的患者，由于腹壁脂肪较多，往往导致检测不准确或失败。

图57中的例1，肝脏脂肪变受控衰减参数（CAP）为209dB/m，CAP<238dB/m，说明患者肝脏内脂肪<11%，肝脏没有明显脂肪变。而图57中的例2，CAP为323dB/m，CAP≥292dB/m，说明他的肝脏脂肪变≥67%，存在重度脂肪肝。

"飞波"检查的适用人群广泛，但肝硬化腹水、妊娠妇女、安装心脏起搏器的患者不宜进行"飞波"检查，过度肥胖者常导致"飞波"检查失败，急性肝炎或有黄疸的患者可能影响"飞波"检测的准确性。

93. 丙肝病毒感染者为什么要进行影像学检查

丙肝病毒感染后，有55%~85%的感染者会发展为慢性感染。慢性丙肝病毒感染者疾病非常隐匿，常无明显症状，肝功能正常或只有轻度异常。但是，有15%~30%的慢性丙型肝炎患者可能在10~30年内进展为肝硬化；在肝硬化患者中，每年原发性肝细胞癌的发病率为2%~4%。而且，丙肝病毒感染者并发脂肪肝的比率较高。

超声波、电子计算机断层成像（CT）和磁共振（MRI）等影像学检查可以清楚地看到肝脏的大小和形态，也可以准确地对门静脉和脾脏进行测量，观察肝病进展，诊断脂肪肝、肝硬化及其并发症（如脾大、门静脉高压、腹水等），也可以及时发现肝内占位性病变并鉴别其性质。因此，丙肝病毒感染者在治疗前除进行无创性肝纤维化评估外，还要进行影像学检查，排除肝硬化和肝癌。若确诊为肝硬化，应按照丙型肝炎肝硬化的治疗方案进行治疗。治疗期间和治疗结束后仍应定期进行影像学检查，监测肝病进展和肝细胞癌的发生。

94. 丙肝病毒感染者为什么要进行肝穿刺活检

我国2015年版《丙肝指南》指出："肝组织活检对丙型肝炎的诊断、炎症活动度和纤维化分期评价、疗效和预后判断等方面至关重要。"这是因为慢性丙型肝炎肝脏病变和严重程度常与ALT等肝功能检查的改变缺乏相关性。许多丙肝病毒感染者肝功能正常或仅有轻度异常，但肝脏病理改变已经非常明显，甚至已经发展到肝硬化。肝组织活检是一种能直接了解肝组织病理变化，对肝脏炎症和纤维化程度做出较精确诊断的检查方法，也是肝脏疾病诊断和鉴别诊断的重要依据，是慢性肝炎诊断的"金标准"，因而对慢性丙肝病毒感染者的诊断是很重要的。

此外，丙肝病毒感染者也可能同时存在其他肝病，如脂肪肝、自身免疫性肝炎、肝豆状核变性、肝糖原累积症等，肝组织活检可以为这些肝病的诊断提供重要依据。所以，在诊断和治疗需要时，医生常要求患者进行肝穿刺检查。

95. 如何进行肝穿刺检查

肝穿刺检查是使用一种特制的细穿刺针，利用负压吸引或切割的方法，取出少许肝组织，在显微镜下直接观察肝细胞形态及病理改变。肝穿刺术是临床医生经常操作的小手术，许多医院都可以进行。

　　肝穿刺前，医生一般都会先为患者进行血小板计数、出血时间、凝血时间、凝血酶原时间等检查，有出血倾向和凝血机制障碍的患者不适合做肝穿刺检查。肝穿刺前还要利用超声波为肝穿刺定位。在超声波下观察肝脏形态、大小和周围组织器官的情况，避开血管和血管瘤，找到最适合穿刺的部位。

　　进行肝穿刺时，医生首先会在肝穿刺部位注射局部麻醉药物，如果对麻醉药物有过敏史的患者应提前向医生声明。麻醉后，医生先用一个尖锐的针头将表皮刺破，然后将肝穿针刺入肝包膜，并告诉患者"吸气→呼气→屏气"，就在屏气的一刹那，医生快速将针刺入或射入肝脏大约2cm深度取出直径约1mm、长度1～1.5cm大小的肝组织。穿刺过程只需1～2秒（图58）。

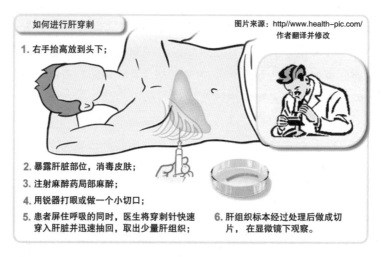

图58　肝穿刺活检示意图

　　有些患者害怕肝穿刺，担心对身体造成伤害。其实，这种担心是多余的。肝穿刺并不可怕，只要凝血机制正常，选择位置正确，肝穿刺手术是比较安全的。做完肝穿刺后平卧2～6小时就可回家休息，24小时内不要洗澡，第二天可以照常上班，对身体无明显影响。

96. 肝组织病理学检查如何对肝脏炎症和纤维化进行分级

肝穿刺取出少量肝组织经过切片和染色处理，在显微镜下直接观察肝细胞形态及病理改变是一种能直接了解肝组织病理变化的检查方法，也是肝脏疾病诊断和鉴别诊断的重要依据。因此，肝穿刺病理学检查被医生称为慢性肝炎诊断的"金标准"，可以准确地判断肝组织炎症程度和肝纤维化程度，为丙型肝炎的诊断和治疗提供依据。

我国2000年版《病毒性肝炎防治方案》把肝脏的炎症程度和纤维化程度均分为5级，分别用G0、G1、G2、G3、G4和S0、S1、S2、S3、S4表示。近年来则推荐采用国际上常用的Metavir评分系统。Metavir评分系统把肝脏组织学炎症活动程度分为4级，分别用A0（无炎症活动）、A1（轻度炎症活动）、A2（中度炎症活动）和A3（重度炎症活动）表示，其中的A1相当于以往的G1–G2（表14）。

表14　肝脏炎症活动程度两种分级方法的对照

Metavir分级	以往分级	汇管区及周围	肝小叶内
A0	G0	无炎症	无炎症
A1	G1	汇管区炎症	变性及少数点灶状坏死灶
A1	G2	轻度碎屑坏死	变性、点、灶状坏死或嗜酸小体
A2	G3	中度碎屑坏死	变性，融合坏死或见桥接坏死
A3	G4	重度碎屑坏死	桥接坏死广，累及多个小叶

Metavir评分系统把肝脏纤维化分为5期，分别用F0、F1、F2、F3和F4表示。在我国2015年版《丙肝指南》中，其中F0为无肝纤维化，F1为轻度肝纤维化，≥F2为显著肝纤维化或明显肝纤维化，≥F3为进展期肝纤维化，F4为肝硬化。另外，还有一种Laennec肝硬化评分系统按照纤维间隔厚度把肝硬化细分为F4A、F4B、F4C，可以进一步区分肝硬化的严重程度（图59）。

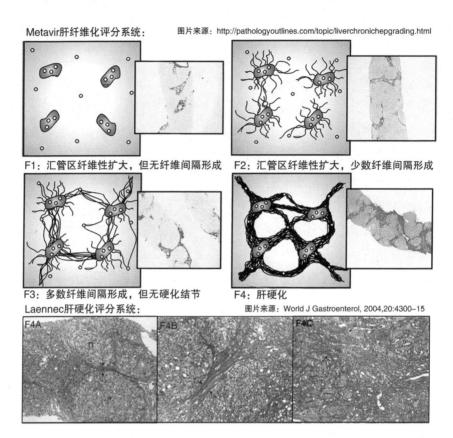

图59 Metavir评分系统肝纤维化分期及Laennec肝硬化评分

97. 什么是 IL28B 基因，它对丙肝病毒感染有什么影响

干扰素是人体免疫系统中淋巴细胞在病毒刺激下产生的一种淋巴因子，具有一定的抗病毒作用。人体内的干扰素有许多亚型。最初被发现的干扰素有 α、β、γ，干扰素 α 和 β 又被称为Ⅰ型干扰素，干扰素 γ 为Ⅱ型。2003年，美国科学家发现了人体内还有第Ⅲ型干扰素，也称为干扰素 λ。干扰素 λ 还分为干扰素 λ–1、干扰素 λ–2和干扰素 λ–3，其中干扰素 λ–3不仅具有明确的抗病毒作用，还能促进干扰素 α 的产生。发现了干扰素 λ–3后，科学家们非常高兴，开始了对它进行深入研究。

深入研究的结果发现，干扰素 λ–3是白细胞介素28B基因编码的一种细胞因子。根据白细胞介素（Interleukin）的英文缩写，简称其为"IL28B

基因"。

千万不要小看这种"IL28B基因"，它的遗传特性决定了丙肝病毒感染者的命运。为什么有些人感染了丙肝病毒后能自发性清除，有些人则会发展成慢性肝炎？有些人用干扰素治疗的效果好，有些人则效果不好？其原因除了与感染的丙肝病毒基因型有关，还与"IL28B基因"遗传的多态性有关。人类的"IL28B基因"表型有3种类型：C/C型、C/T型和T/T型。人们发现，"IL28B基因"为C/C型者，可能有利于丙肝病毒感染后的自发性清除，对干扰素治疗的应答也比C/T型和T/T型好。我国的丙肝病毒感染者中IL28B等位基因以C/C型为主，占84.1%。但是"IL28B基因"遗传特性是非常复杂的，C/C型等位基因并不能决定一切；而且，"IL28B基因"的检测对直接抗病毒药物的选择没有帮助。因此，丙肝病毒感染者在治疗前不必将"IL28B基因"作为常规检测。

98. 基因1a型丙肝病毒感染者检测Q80K变异有何意义

丙肝病毒非结构蛋白NS3属于丝氨酸蛋白酶，在病毒复制中起着重要的作用。近年来新上市的直接抗病毒药物（如特拉普韦、博赛普韦、西米普韦和阿舒瑞韦等）都属于蛋白酶抑制剂，作用于丙肝病毒复制过程中的NS3/4A蛋白酶，从而抑制丙肝病毒的复制。

但是，丙肝病毒NS3蛋白酶的氨基酸组成也常常发生一些变异，有些变异则会影响到药物的疗效。近年来科学家们发现，丙肝病毒基因NS3 Q80部位的谷氨酰胺（Q）有时会发生变异，被赖氨酸（K）取代，称为NS3蛋白酶"Q80K变异"或"Q80K多态型"。

Q80K变异的丙肝病毒感染者对西米普韦的抗病毒疗效有明显影响。这种变异在基因1a型丙肝病毒中最为常见，大约占1/3。研究显示，在基因1a型丙肝病毒感染者中，不存在Q80K变异的患者对西米普韦治疗的完全应答率为78%～84%，而存在Q80K变异的患者完全应答率仅为47%～58%。这种变异性耐药并非药物所致，因此被医生称为病毒的"先天性耐药"或"预存耐药变异"。由于西米普韦等直接抗病毒药物的医疗费用昂贵，因此建议基因1a型丙肝病毒感染者在选择西米普韦治疗前进行Q80K变异检测。如果Q80K变异检测结果为阳性，不要选择含有西米普韦的方案治疗。

99. 丙肝病毒的其他耐药位点是否需要检测

　　除了基因1a型丙肝病毒感染者在选择含有西米普韦方案治疗前需要进行Q80K变异的检测以外，在一般情况下，不需要对丙肝病毒感染者常规进行丙肝病毒其他耐药相关基因的检测。因为治疗丙型肝炎的策略是至少两种不同机制的抗病毒药物联合应用，很少发生耐药，采用目前临床常用的直接测序方法检测到或未检测到耐药位点的患者治疗后持续病毒学应答率都很高。对于既往使用过直接抗病毒药物治疗失败的患者，更换治疗方案后仍可以达到较高的持续病毒学应答率。有研究显示，79例博赛普韦、特拉普韦、西米普韦或索菲布韦治疗失败的基因1型丙肝病毒感染者换用葛舟普韦和依巴司韦组成的"默二代"——Zepatier"鸡尾酒"复方制剂治疗，除1例因不良反应中止治疗外，其余78例患者在治疗结束时HCV RNA均达到<15IU/ml的疗效。雷迪帕韦和索菲布韦组成"吉二代"——Harvoni"鸡尾酒"复方制剂治疗后复发的患者，再次给予其他直接抗病毒药物治疗，73%的患者获得持续病毒学应答。所以，丙肝病毒其他耐药位点的检测对于丙肝病毒感染者治疗选择无明显指导作用。但是，2015年版美国《丙肝指南》提出，曾经用过NS5A抑制剂治疗失败的患者如果需要再治疗，应在治疗前进行NS5A相关耐药的检测。治疗前NS5A的氨基酸28、30、31或93部位出现变异者可导致依巴司韦抗病毒作用明显减弱，需要延长疗程，并联合利巴韦林治疗（见第83条："Zepatier"可以治疗哪种基因型的丙肝病毒感染）。

100. 丙肝病毒感染者治疗前还要注意进行哪些疾病的筛查

　　丙肝病毒感染者在治疗前应筛查乙型肝炎和艾滋病。存在乙肝病毒或艾滋病病毒共感染的患者应结合其他病毒感染的情况选择适当的治疗方案。

　　丙肝病毒感染者在治疗前还需要对既往病史进行评估。患者要把既往患过的疾病和正在治疗的疾病都如实告诉医生。有精神疾病和癫痫史的患者不宜使用含干扰素的方案治疗，有严重并发症的患者（如心脏病、肿瘤等）、透析患者和女性妊娠期间应暂缓治疗或在医生指导下选择适当的治疗方案。有肾脏疾病的患者需要根据患者的体重、年龄和血清肌酐水平计算肌酐清除率，有些药物需要根据肌酐清除率调整药物剂量。静脉吸毒的患者应用聚乙二醇化干扰素联合利巴韦林治疗的依从性差且疗效低于一般人群，如果可以获得直接抗病毒药物，最好选择无干扰素的治疗方案。血友病、地中海贫血等血液病患者对干扰素和利巴韦林的耐受性较差，容易导致血小板减少或加重贫血，如果可以获得直接抗病毒药物，最好选择无干扰素、无利巴韦林的方案治疗。如果必须选择含有干扰素和（或）利巴韦林的治疗方案，应加强血细胞的监测，必要时给予输血治疗。

101. 丙型肝炎治疗前其他并用药物是否需要停用

丙型肝炎直接抗病毒药物中大多数与其他药物有相互作用，可能增加或减少抗病毒药物在血液中的浓度，使药物的疗效发生不同程度的影响；或影响其他药物的代谢，使药物不良反应发生的风险增加。酒精、某些食物、中草药都有可能影响肝脏参与药物代谢的酶系，目前也没有试验研究这些抗丙肝病毒新药是否与我国常用的一些保肝降酶药存在相互作用。因此，在丙型肝炎抗病毒治疗前要告诉医生自己身体健康的其他问题，包括：心脏病、高脂血症、糖尿病、肾病等，向医生介绍常规或经常服用的所有药物，包括中草药、保健品、避孕药、减肥茶等，请医生帮助权衡利弊选择治疗药物（图60）。在丙型肝炎抗病毒治疗期间尽可能减化其他疾病的治疗，停止可能有相互作用的治疗药物，以免发生药物相互作用。必须同时使用的药物应在治疗期间加强监测，以防药物相互作用影响疗效或增加不良反应。

有一个网站（http://reference.medscape.com/drug/）可以查到这些新药与其他药物的相互作用。例如查询索菲布韦与其他药物的相互作用，可以在搜索框内输入索菲布韦的英文通用名"Sofosbuvir"，然后点击"Interactions"——相互作用，即进入索菲布韦相互作用查询的页面（http://reference.medscape.com/drug/sovaldi-sofosbuvir-999890#3）。在"sofosbuvir and"后面的搜索框内输入并用药物的英文通用名，就可以查到并用药物是否存在与索菲布韦的相互作用。

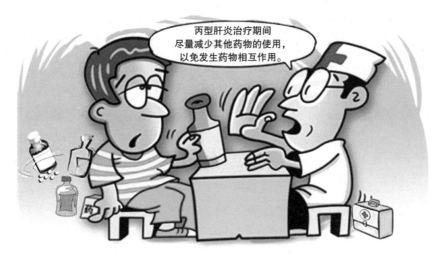

图60 丙型肝炎治疗前的药物咨询

102. 干扰素及利巴韦林治疗期间应如何监测不良反应

干扰素与利巴韦林都有许多不良反应，在治疗期间除了监测药物疗效外，还应严密监测不良反应和其他并发症。为了方便患者治疗期间的监测，本书参考世界卫生组织2014年版《丙肝指南》中的建议将干扰素联合利巴韦林治疗前及治疗期间的一般检测项目归纳为表15。

干扰素联合利巴韦林治疗前应检测以下项目。①生化学指标：包括ALT、AST、胆红素、白蛋白、血糖及肾功能；②血常规；③其他：甲状腺功能和自身抗体，排除甲状腺疾病和自身免疫性疾病；④特殊人群：对于中年以上患者应做心电图检查和测血压，对育龄女性在治疗前应进行尿人绒毛膜促性腺激素（HCG）检测以排除妊娠。

干扰素联合利巴韦林治疗过程中的监测：①在治疗的第1个月，应每周检查1次血常规和肝功能，以后每月检查1次，直至治疗结束。②肾功能、血糖及甲状腺功能应每12周检测1次。如治疗前就已存在甲状腺功能异常或糖尿病，最好先用药物治疗使疾病得到控制，然后再开始干扰素治疗，并在治疗期间严密监测。③自身抗体应在治疗前和治疗中每24周检测一次，若可疑发生自身免疫性疾病应随时复查。④每次随访时都应对患者的精神状态进行评估，尤其是对出现明显抑郁和有自杀倾向的患者，应立即停药并密切监护。如果疗效差或有严重的、不能耐受的不良反应都应该停药观察，或更换其他抗病毒药物治疗。如果治疗过程中出现不好解释的其他症状或其他异常，应及时咨询医生，随时根据情况调整检测时间或增加检测项目，以免发生严重不良反应。

表15 干扰素联合利巴韦林治疗期间的一般检测项目及时间

时间	药物毒性监测				药物疗效监测	
	血常规	肾功能+血糖	甲状腺功能	自身抗体	肝功能	HCV RNA
0周	√	√	√	√	√	√
1周	√				√	
2周	√				√	
4周	√				√	√
8周	√				√	
12周	√	√	√		√	√
24周	√	√	√	√	√	√
36周	√	√	√		√	
48周	√	√	√	√	√	
停药后12周	√				√	√
停药后24周	√	√			√	√

103. 使用直接抗病毒药物治疗期间应如何监测

丙肝病毒感染者在使用直接抗病毒药物治疗期间要定期到医院检查。检查的目的主要有两个方面：一是监测药物疗效，判断预后，决定疗程；二是监测药物的不良反应。

监测抗病毒药物疗效的重要指标是HCV RNA。HCV RNA的检测应该用较灵敏的试剂，检测值下限最好是<15IU/ml。不同治疗方案推荐的监测时间点及疗效判定方法不同。索菲布韦联合聚乙二醇化干扰素和利巴韦林12周方案

推荐的HCV RAN监测时间为：基线、治疗4周、12周（治疗结束时）。西米普韦（12周）联合聚乙二醇化干扰素和利巴韦林（24周或48周）方案推荐的HCV RAN监测时间为：基线、治疗4周、12周及以后的每12周监测1次。使用无干扰素治疗方案推荐的HCV RAN监测时间为：基线、治疗2周、4周、以后的每4周及治疗结束时的12周或24周。根据HCV RNA的结果可以对抗病毒的疗效进行预测。对治疗效果较好的患者可以适当缩短疗程，对治疗效果较差的患者需适当延长疗程，对治疗可能无效的患者及时改变治疗方案，以免延误治疗或增加患者的经济负担。在治疗结束后12周和24周检测HCV RNA均为阴性，即达到了持续病毒学应答，可视为丙肝病毒感染治愈（图61）。

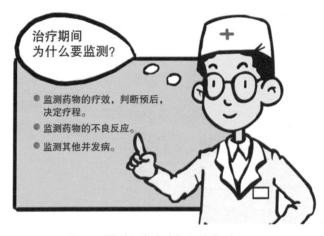

图61　丙型肝炎治疗期间的监测

　　治疗丙肝病毒感染的直接抗病毒药物除了第一代蛋白酶抑制剂以外，大多比较安全，在上市前的临床试验中很少出现不良反应，少数患者可能出现皮疹、头痛、疲劳、ALT升高或黄疸等不良反应，大多较轻。但是，这些药物临床应用时间较短，一些罕见或少见的不良反应很可能在临床试验中被疏漏。上市后应用的人群更广泛，患者疾病情况更复杂，可能会暴露一些在临床试验中没有发现或较罕见的不良反应，仍需要对已知和未知的不良反应进行监测。有些药物经肾脏代谢，肾病患者的药物清除速率减慢，可能需要调整药物剂量。

　　综合2015年版美国和欧洲《丙肝指南》中的建议，在治疗期前应进行全血细胞计数、国际标准化比值、肝功能、肾功能、血淀粉酶、肌酸激酶、血糖及钙、磷等电解质的基线检测，计算肌酐清除率及估计肾小球滤过率。在治疗期间每4周对上述检查进行复查，并与基线水平对比，根据其变化发现可能的不良反应。治疗期间有任何不适，都应该警惕是否为药物引起的不良反应，及时到医院咨询医生，并进行相关检查。

104. 什么情况下需要中断或停止治疗

丙肝病毒感染者在治疗期间出现严重不良反应或预测可能治疗失败时，应中断或停止治疗。

在出现严重不良反应时，应该及时中断或停止治疗。例如：在抗病毒药物治疗过程中ALT升高10倍以上，或小于10倍但有明显的肝病进展症状（乏力、恶心、呕吐、黄疸），应立即停药，给予保肝及支持治疗；若ALT升高小于10倍，且无明显临床症状，应在2周和4周后复查，并给予适当的保肝药物治疗。出现严重贫血的患者应考虑利巴韦林引起的溶血性贫血，可以适当减少利巴韦林的剂量，如果血红蛋白下降到85g/L以下，应停止使用利巴韦林，继续使用直接抗病毒药物并根据指南的推荐适当延长疗程。发生皮疹的患者可以给予抗过敏治疗，皮疹严重者应立即停药或改变治疗方案。

治疗过程中病毒应答不佳，预测可能治疗失败者，应停止原方案治疗，改用其他有效的方案或停药观察。例如：西米普韦（12周）联合聚乙二醇化干扰素和利巴韦林（24周或48周）方案治疗的第4周、12周或经治应答不佳患者治疗的24周HCV RNA仍≥25IU/ml，应中止西米普韦联合聚乙二醇化干扰素和利巴韦林的治疗，改用其他不含蛋白酶抑制剂的治疗方案。在其他无干扰素方案治疗期间，若治疗第4周HCV RNA仍可以检测出，应在第6周和第8周复查。若第6周和第8周HCV RNA持续阳性或HCV RNA比最低值反弹>10倍（>1 $\log_{10}$IU/ml），考虑应答不佳或病毒耐药，应停止治疗或改变治疗方案。

九、丙肝病毒感染者的治疗选择

105. 欧洲2015年版《丙肝指南》对丙肝病毒感染者的治疗是如何推荐的

2015年3月，欧洲肝病研究学会更新了《丙肝指南》。欧洲《丙肝指南》中最大的更新是对直接抗病毒药物的推荐（表16）。

由于近两年来多种直接抗病毒药物上市，彻底改变了丙肝病毒感染者抗病毒治疗的策略，使丙型肝炎的治疗进入了无干扰素的疗程更短、疗效更好、副作用更少、多种选择全口服治疗时代。2015年版欧洲《丙肝指南》已经不再推荐使用病毒应答率低、不良反应较多的普通干扰素或聚乙二醇化干扰素联合利巴韦林方案，也不推荐使用第1代蛋白酶抑制剂博赛普韦和特拉普韦。但2015年版欧洲《丙肝指南》还推荐了西米普韦与聚乙二醇化干扰素和利巴韦林联合的治疗方案，而且经治应答不佳的患者聚乙二醇化干扰素和利巴韦林的疗程仍需要48周。这一方案与其他直接抗病毒药物的治疗方案相比，不仅没有优势，而且基因1a型患者在治疗前还需要检测NS3蛋白酶是否存在Q80K变异。因此，在2015年版美国的《丙肝指南》和2016年版世界卫生组织的《丙肝指南》中都没有推荐，只被我国2015年版《丙肝指南》沿用。

表16 2015年版欧洲《丙肝指南》推荐的慢性丙肝病毒感染治疗方案

病毒基因型	治疗方案
基因1型	含干扰素方案： ①聚乙二醇化干扰素+利巴韦林+索菲布韦（12周） ②初治/经治复发者（包括肝硬化）： 　西米普韦（12周）+聚乙二醇化干扰素+利巴韦林（24周） 　经治应答不佳者（包括肝硬化）： 　西米普韦（12周）+聚乙二醇化干扰素+利巴韦林（48周） 　（不推荐NS3蛋白酶Q80K部位变异的1a型丙肝病毒感染者使用此方案） 无干扰素方案： ①Harvoni：无肝硬化初治或经治患者Harvoni（12周） 　有肝硬化者：Harvoni+利巴韦林（12～24周）或Harvoni（24周） ②Viekira Pak： 　基因1b型无肝硬化者（12周），肝硬化患者联合利巴韦林（12周） 　基因1a型无肝硬化者联合利巴韦林（12周），肝硬化患者联合利巴韦林（24周） ③索菲布韦+西米普韦（12周），肝硬化患者联合利巴韦林12周或延长疗程至24周 ④索菲布韦+达拉他韦（12周），肝硬化患者联合利巴韦林12周或延长疗程至24周
基因2型	①索菲布韦+利巴韦林（12周），肝硬化（尤其是经治患者）疗程延长至16～20周 ②肝硬化或经治患者：索菲布韦+聚乙二醇化干扰素+利巴韦林（12周） ③肝硬化或经治患者：索菲布韦+达拉他韦（12周）
基因3型	①索菲布韦+聚乙二醇化干扰素+利巴韦林（12周） ②索菲布韦+利巴韦林（24周） ③索菲布韦+达拉他韦（12周），肝硬化患者联合利巴韦林24周
基因4型	含干扰素方案： ①聚乙二醇化干扰素+利巴韦林+索菲布韦（12周） ②初治/经治复发者（包括肝硬化）： 　西米普韦（12周）+聚乙二醇化干扰素+利巴韦林（24）周 ③经治应答不佳者（包括肝硬化）： 　西米普韦（12周）+聚乙二醇化干扰素+利巴韦林（48周） 无干扰素方案： ①Harvoni：无肝硬化初治或经治患者Harvoni（12周） 　代偿期肝硬化患者：Harvoni+利巴韦林（12周）或Harvoni（24周） ②Viekirax+利巴韦林：无肝硬化者（12周），肝硬化患者（24周） ③索菲布韦+西米普韦（12周），肝硬化患者联合利巴韦林12周或延长疗程至24周 ④索菲布韦+达拉他韦（12周），肝硬化患者联合利巴韦林12周或延长疗程至24周
基因5型 或6型	①聚乙二醇化干扰素+利巴韦林+索菲布韦（12周） ②Harvoni无肝硬化初治或经治患者Harvoni（12周） 　有肝硬化者：Harvoni+利巴韦林（12～24周）或Harvoni（24周） ③索菲布韦+达拉他韦（12周），肝硬化患者联合利巴韦林12周或延长疗程至24周

在2015年版欧洲《丙肝指南》中，索菲布韦联合利巴韦林12周疗程这一治疗方案由于病毒应答率较低，需要将疗程延长至24周，则治疗的性价比不如其他方案。因此，这一方案没有推荐基因1、4、5、6型丙肝病毒感染的患者使用。

索菲布韦联合西米普韦治疗12周的方案在2014年版欧洲《丙肝指南》中已经被推荐用于治疗基因1型和4型的丙肝病毒感染者，但不适合用于基因2、3、5和6型丙肝病毒感染者。基因1a型丙肝病毒感染者在治疗前需要进行NS3蛋白酶Q80K多态性的检测，对于Q80K变异的患者不推荐使用该方案治疗。

在2015年版欧洲《丙肝指南》中，首次出现了被称为"吉二代"的索菲布韦+雷迪帕韦复方制剂（Harvoni）、奥比他韦+帕利瑞韦+利托那韦的复方制剂（复方维克）和"复方维克"+达萨布韦的Viekira Pak（维克派克套装）三种"鸡尾酒"复方制剂。需要注意的是，由于雷迪帕韦对基因2型和3型丙肝病毒的作用较弱，"吉二代"不适合用于基因2型和3型的丙肝病毒感染者治疗；而"维克派克套装"仅用于治疗基因1型丙肝病毒感染者，"复方维克"+利巴韦林方案仅用于治疗基因4型丙肝病毒感染者。

索菲布韦联合达拉他韦的治疗方案堪称为广谱或"泛基因型"的抗丙肝病毒方案，可以用于所有基因型的丙肝病毒感染者。

106. 美国2015年版《丙肝指南》对丙肝病毒感染者的治疗是如何推荐的

美国2015年7月也更新了丙型肝炎的治疗指南。2015年版美国《丙肝指南》对既往经治失败患者的治疗推荐比较细致，经治失败患者的治疗均需要使用新一代的直接抗病毒药物。表17是初治患者的治疗推荐，表18是经治失败患者治疗的推荐。

表17　2015年版美国《丙肝指南》推荐慢性丙肝病毒感染初治患者的治疗方案

病毒基因型	初治患者的治疗方案
基因1a型	▶ Harvoni：12周 ▶ Viekira Pak+利巴韦林：无肝硬化者12周，有肝硬化者24周 ▶ 索菲布韦+西米普韦 ± 利巴韦林（Q80K变异阴性）：无肝硬化者12周，有肝硬化者24周
基因1b型	▶ Harvoni：12周 ▶ Viekira Pak：12周，肝硬化患者联合利巴韦林12周 ▶ 索菲布韦+西米普韦 ± 利巴韦林：无肝硬化者12周，有肝硬化者24周
基因2型	▶ 索菲布韦+利巴韦林：无肝硬化者12周，有肝硬化者16周
基因3型	▶ 索菲布韦+利巴韦林+聚乙二醇化干扰素：12周 ▶ 索菲布韦+利巴韦林：24周
基因4型	▶ Harvoni：12周 ▶ Viekirax+利巴韦林：12周 ▶ 索菲布韦+利巴韦林：24周 备选方案： ▶ 索菲布韦+利巴韦林+聚乙二醇化干扰素：12周 ▶ 索菲布韦+西米普韦 ± 利巴韦林：12周
基因5型或6型	▶ Harvoni：12周 备选方案： ▶ 索菲布韦+利巴韦林+聚乙二醇化干扰素：12周

　　与2015年版欧洲《丙肝指南》相同，2015年版美国《丙肝指南》也没有推荐使用聚乙二醇化干扰素联合利巴韦林方案和含有第1代蛋白酶抑制剂博赛普韦或特拉普韦的治疗方案。

　　与2015年版欧洲《丙肝指南》不同的是，在2015年版美国《丙肝指南》中，索菲布韦联合利巴韦林方案仍被推荐给基因4型丙肝病毒感染者使用，但没有推荐西米普韦+聚乙二醇化干扰素联合利巴韦林方案用于治疗1型和4型丙肝病毒感染，其原因可能有：①美国的丙肝病毒感染者中70%～75%为基因1型，基因1a型占其中的2/3，而基因1a型丙肝病毒感染者中Q80K变异的发生率很高；②2011年以来，美国的基因1型感染者中许多曾经使用过博赛普韦和特拉普韦，这些患者治疗失败后大多对蛋白酶抑制剂产生了耐药。因此，在更多新药上市的情况下，该方案已经没有优势。

　　由于达拉他韦和"默二代"当时尚未在美国获批，因此也未出现在2015

年版美国《丙肝指南》中。阿舒瑞韦没有在美国上市，且阿舒瑞韦联合达拉
他韦仅用于治疗基因1b型丙肝病毒感染者，而美国的基因1型感染者主要是1a
型，因此也没有被美国2015年版《丙肝指南》推荐。

表18　2015年版美国《丙肝指南》推荐慢性丙肝病毒感染经治患者的治疗方案

病毒基因型、经治失败药物及治疗方案
基因1a型，干扰素+利巴韦林治疗失效，未用过直接抗病毒药物的患者： ▶Harvoni：无肝硬化者12周，代偿期肝硬化者24周或+利巴韦林12周 ▶Viekira Pak+利巴韦林：无肝硬化者12周，代偿期肝硬化者24周 ▶索菲布韦+西米普韦（Q80K变异阴性）：无肝硬化者12周，代偿期肝硬化者±利巴韦林12周
基因1b型，干扰素+利巴韦林治疗失效，未用过直接抗病毒药物的患者： ▶Harvoni：无肝硬化者12周，代偿期肝硬化者24周或+利巴韦林12周 ▶Viekira Pak：无肝硬化者12周，代偿期肝硬化者+利巴韦林12周 ▶索菲布韦+西米普韦：无肝硬化者12周，代偿期肝硬化者±利巴韦林24周
基因1a型或1b型，干扰素+利巴韦林+特拉普韦或博赛普韦治疗失败的患者： ▶Harvoni：无肝硬化者12周，肝硬化者24周或+利巴韦林12周
基因1a型或1b型，含有索菲布韦方案治疗失败者：建议延缓治疗，迫切需要治疗者： ▶Harvoni+利巴韦林：无肝硬化者12周，代偿期肝硬化者24周
基因1a型或1b型，含有NS5A抑制剂方案治疗失败者：建议延缓治疗，迫切需要治疗者： ▶Harvoni+利巴韦林：24周 ▶索菲布韦+西米普韦+利巴韦林（基因1a型Q80K变异阴性）：24周
基因2型，干扰素+利巴韦林治疗失败的患者： ▶首选方案：索菲布韦+利巴韦林：无肝硬化者12周，肝硬化者16周 ▶备选方案：索菲布韦+利巴韦林+聚乙二醇化干扰素：无肝硬化者12周，肝硬化者16周
基因3型，干扰素+利巴韦林治疗失败的患者： ▶索菲布韦+利巴韦林+聚乙二醇化干扰素：12周 ▶索菲布韦+利巴韦林：24周
基因4型，干扰素+利巴韦林治疗失败的患者： ▶Harvoni：无肝硬化者12周，有肝硬化者24周 ▶Viekirax+利巴韦林：无肝硬化者12周 ▶索菲布韦+利巴韦林+聚乙二醇化干扰素：12周 ▶索菲布韦+利巴韦林：24周
基因5型或6型，干扰素+利巴韦林治疗失败的患者： ▶Harvoni：12周 ▶索菲布韦+利巴韦林+聚乙二醇化干扰素：12周

107. 中国2015年版《丙肝指南》对丙肝病毒感染者的治疗是如何推荐的

治疗丙型肝炎的直接抗病毒药物尚未在我国上市，但我国于2015年10月也更新了我国2004年版的《丙肝指南》。我国2015年版《丙肝指南》对不同基因型初治或经治无肝硬化丙肝病毒感染者的治疗推荐见表19，初治或经治伴肝硬化丙肝病毒感染者的治疗推荐见表20。

表19　中国2015年版《丙肝指南》推荐初治或经治失败无肝硬化患者的治疗方案

病毒基因型	治疗方案
基因1型	①聚乙二醇化干扰素+利巴韦林（48周或72周） ②初治/经治复发者：西米普韦（12周）+聚乙二醇化干扰素+利巴韦林（24周） 　经治应答不佳者/无应答者：西米普韦（12周）+聚乙二醇化干扰素+利巴韦林（48周） 　（不推荐NS3蛋白酶Q80K部位变异的1a型丙肝病毒感染者使用此方案） ③索菲布韦+聚乙二醇化干扰素+利巴韦林（12周） ④Harvoni（8～12周） ⑤Viekira Pak（1b型12周，1a型联合利巴韦林12周） ⑥索菲布韦+西米普韦（12周） ⑦索菲布韦+达拉他韦（12周） ⑧达拉他韦+阿舒瑞韦（仅用于基因1b型，24周）
基因2型	①聚乙二醇化干扰素+利巴韦林（24周或48周） ②索菲布韦+聚乙二醇化干扰素+利巴韦林（12周） ③索菲布韦+利巴韦林（12周） ④索菲布韦+达拉他韦（12周）
基因3型	①聚乙二醇化干扰素+利巴韦林（24周或48周） ②索菲布韦+聚乙二醇化干扰素+利巴韦林（12周） ③索菲布韦+利巴韦林（24周） ④索菲布韦+达拉他韦（12周）
基因4型	①聚乙二醇化干扰素+利巴韦林（48周或72周） ②初治和经治复发者：西米普韦（12周）+聚乙二醇化干扰素+利巴韦林（24周） 　经治应答不佳/无应答者：西米普韦（12周）+聚乙二醇化干扰素+利巴韦林（48周） ③索菲布韦+聚乙二醇化干扰素+利巴韦林（12周） ④Harvoni（12周） ⑤Viekirax联合利巴韦林（12周） ⑥索菲布韦+西米普韦（12周） ⑦索菲布韦+达拉他韦（12周）
基因5型/6型	①聚乙二醇化干扰素+利巴韦林（48周或72周） ②索菲布韦+聚乙二醇化干扰素+利巴韦林（12周） ③Harvoni（12周） ④索菲布韦+达拉他韦（12周）

表20　中国2015年版《丙肝指南》推荐初治或经治失败伴肝硬化患者的治疗方案

病毒基因型	治疗方案
基因1型	①初治和经治复发者：西米普韦（12周）+聚乙二醇化干扰素+利巴韦林（24周） 　经治应答不佳者/无应答者：西米普韦（12周）+聚乙二醇化干扰素+利巴韦林（48周） 　（不推荐NS3蛋白酶Q80K部位变异的1a型丙肝病毒感染者使用此方案） ②索菲布韦+聚乙二醇化干扰素+利巴韦林（12周） ③Harvoni（24周），联合利巴韦林（12周） 　　有应答不佳因素者*，联合利巴韦林（24周） ④Viekira Pak联合利巴韦林（1b型12周，1a型24周） ⑤索菲布韦+西米普韦+利巴韦林（12周）或：索菲布韦+西米普韦（24周） ⑥索菲布韦+达拉他韦+利巴韦林（12周）或：索菲布韦+达拉他韦（24周） ⑦达拉他韦+阿舒瑞韦（仅用于基因1b型，24周）
基因2型	①索菲布韦+聚乙二醇化干扰素+利巴韦林（12周） ②索菲布韦+利巴韦林（16～20周） ③索菲布韦+达拉他韦（12周）
基因3型	①索菲布韦+聚乙二醇化干扰素+利巴韦林（12周） ②索菲布韦+达拉他韦+利巴韦林（24周）
基因4型	①初治和经治复发者：西米普韦（12周）+聚乙二醇化干扰素+利巴韦林（24周） 　经治应答不佳者/无应答者：西米普韦（12周）+聚乙二醇化干扰素+利巴韦林（48周） ②索菲布韦+聚乙二醇化干扰素+利巴韦林（12周） ③Harvoni（24周），联合利巴韦林（12周） 　　有应答不佳因素者*，联合利巴韦林（24周） ④Viekirax联合利巴韦林（24周） ⑤索菲布韦+西米普韦+利巴韦林（12周），或：索菲布韦+西米普韦（24周） ⑥索菲布韦+达拉他韦+利巴韦林（12周），或：索菲布韦+达拉他韦（24周）
基因5型/6型	①索菲布韦+聚乙二醇化干扰素+利巴韦林（12周） ②Harvoni（24周），联合利巴韦林（12周） 　　有应答不佳因素者*，联合利巴韦林（24周） ③索菲布韦+达拉他韦+利巴韦林（12周），或：索菲布韦+达拉他韦（24周）

注：* 应答不佳因素包括：年龄较大、胰岛素抵抗、代谢综合征等。

由于目前治疗丙型肝炎的直接抗病毒药物尚未在我国上市，聚乙二醇化干扰素α联合利巴韦林仍然是我国目前慢性丙型肝炎主要的抗病毒治疗方案，其次是普通干扰素α联合利巴韦林方案。所以，我国的2015年版《丙肝指南》推荐初治无肝硬化患者的主要治疗方案仍是聚乙二醇化干扰素联合利巴韦林。但是，干扰素经治复发、应答不佳或无应答的患者应首先考虑直接抗病毒药物治疗方案。在目前直接抗病毒药物尚未在我国上市的情况下，基因2型或3型丙肝病毒感染的干扰素经治患者或既往未规范使用聚乙二醇化干扰素联合利巴韦林方案治疗的患者可以考虑使用聚乙二醇化干扰素联合利巴韦林再治疗。如果患者的肝纤维化不严重，也可以考虑等待直接抗病毒药物上市后再治疗（见第63条：干扰素经治复发或无应答的患者能否用干扰素再治疗）。

108. 世界卫生组织2016年版《丙肝指南》推荐丙肝病毒感染者应如何治疗

世界卫生组织2016年版《丙肝指南》是本书截稿时看到的最新一版丙型肝炎的治疗管理指南。2014年世界卫生组织发布了第1版《丙肝指南》，当时的指南对慢性丙肝病毒感染者治疗的推荐仍以干扰素为主，甚至推荐了普通干扰素，而且还推荐了第1代蛋白酶抑制剂博赛普韦和特拉普韦。2016年4月，世界卫生组织更新的《丙肝指南》，对慢性丙肝病毒感染者的治疗推荐有了较大的改变（表21）。

2016年版世界卫生组织更新的《丙肝指南》不仅不再推荐使用第1代蛋白酶抑制剂博赛普韦和特拉普韦和普通干扰素或聚乙二醇化干扰素联合利巴韦林方案，而且也没有采纳我国2015年版《丙肝指南》推荐的达拉他韦和阿舒瑞韦。这是为什么呢？

2016年版世界卫生组织的《丙肝指南》对以往多种方案的疗效及不良反应进行了多方面循证医学的调查和比较（图62至图67）。

以基因1型或4型丙肝病毒感染为例，聚乙二醇化干扰素联合利巴韦林方案疗效最低，而因不良事件中断治疗和严重不良事件发生的比率较高，疗程较长，需要注射治疗，患者耐受性和依从性较差。因此，2016年版世界卫生组织的《丙肝指南》不仅没有推荐聚乙二醇化干扰素联合利巴韦林方案用于治疗基因1型和4型的慢性丙肝病毒感染，而且对应答率较高的基因2型和3型丙肝病毒感染者也没有推荐。

尽管第1代蛋白酶抑制剂博赛普韦和特拉普韦联合聚乙二醇化干扰素和利

巴韦林在一定程度上提高了基因1型或4型丙肝病毒感染者的持续病毒学应答率，但是，这种三联疗法明显增加了严重不良事件的发生率，因不良事件而中断治疗的患者比率较高，且没有缩短治疗的时间，需要频繁注射和多次服

表21　2016年版世界卫生组织的《丙肝指南》推荐慢性丙肝病毒感染者的治疗方案

感染人群	首选方案	备选方案
基因1型 无肝硬化	·索菲布韦+达拉他韦（12周） ·Harvoni（12周）	·Viekira Pak ± 利巴韦林*（12周） ·索菲布韦+西米普韦**（12周）
基因1型 有肝硬化	·索菲布韦+达拉他韦+利巴韦林（12周） ·索菲布韦+达拉他韦（24周） ·Harvoni（24周） ·Harvoni+利巴韦林***（12~24周）	·Viekira Pak ± 利巴韦林*（24周） ·索菲布韦+西米普韦**（24周） ·索菲布韦+西米普韦+利巴韦林**（12周）
基因2型 无肝硬化	·索菲布韦+利巴韦林（12周）	·索菲布韦+达拉他韦（12周）
基因2型 有肝硬化	·索菲布韦+利巴韦林（16周）	·索菲布韦+达拉他韦（12周）
基因3型 无肝硬化	·索菲布韦+达拉他韦（12周） ·索菲布韦+利巴韦林（24周）	
基因3型 有肝硬化	·索菲布韦+达拉他韦（24周） ·索菲布韦+达拉他韦+利巴韦林（12周）	·索菲布韦+聚乙二醇化干扰素+ 利巴韦林（12周）
基因4型 无肝硬化	·索菲布韦+达拉他韦（12周） ·Harvoni（12周）	·索菲布韦+西米普韦（12周） ·Viekirax+利巴韦林（12周）
基因4型 有肝硬化	·索菲布韦+达拉他韦+利巴韦林（12周） ·索菲布韦+达拉他韦（24周） ·Harvoni（24周） ·Harvoni+利巴韦林***（12~24周）	·索菲布韦+西米普韦（24周） ·索菲布韦+西米普韦+利巴韦林（12周） ·Viekirax+利巴韦林（24周）
基因5型/6型 无肝硬化	·Harvoni（12周）	·索菲布韦+聚乙二醇化干扰素+ 利巴韦林（12周）
基因5型/6型 有肝硬化	·Harvoni（24周） ·Harvoni+利巴韦林***（12~24周）	·索菲布韦+聚乙二醇化干扰素+ 利巴韦林（12周）

注：＊基因1a型Viekira Pak需联合利巴韦林，基因1b型不需要联合利巴韦林；
　　＊＊基因1a型Q80K变异者不推荐使用含有西米普韦的方案；
　　＊＊＊血小板<75×10^9/L者Harvoni+利巴韦林疗程应延长至24周。

药，增加了患者的治疗负担，患者耐受性和依从性较差，因此也从指南的治疗推荐中去除。

索菲布韦联合利巴韦林治疗对基因1型和4型患者的疗效较差，严重不良事件的发生率较高，因不良事件而中断治疗的患者比率也较高，因此指南不

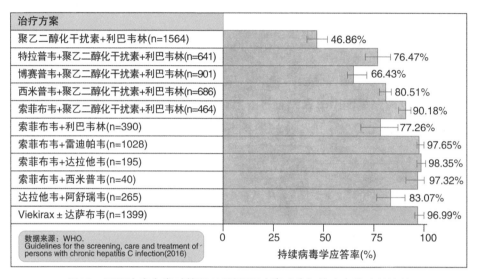

图62　不同治疗方案对基因1/4型丙肝病毒感染初治患者的疗效比较

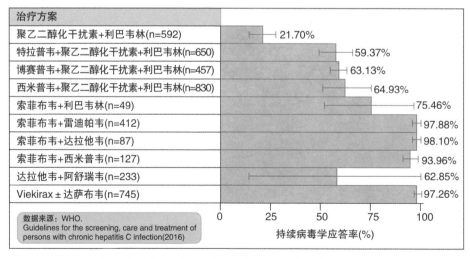

图63　不同治疗方案对基因1/4型丙肝病毒感染经治患者的疗效比较

再推荐用于治疗基因1型和4型丙肝病毒感染者，仅推荐给基因2型或3型丙肝病毒感染者使用。

　　达拉他韦联合阿舒瑞韦方案的严重不良事件和因不良事件中断治疗的比率也较高，对经治患者的疗效较差，也未被世界卫生组织的指南推荐。但这

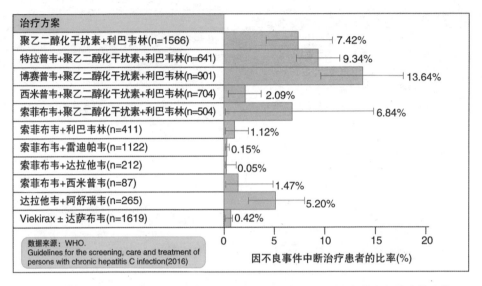

图64　不同治疗方案对基因1/4型丙肝病毒感染初治患者因不良事件中断治疗的比较

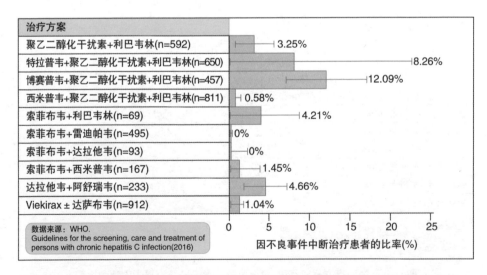

图65　不同治疗方案对基因1/4型丙肝病毒感染经治患者因不良事件中断治疗的比较

两种药物可能在我国上市的时间较早，且我国的丙肝病毒感染者以基因1b型为主，既往蛋白酶抑制剂和NS5A抑制剂经治的患者较少，因此仍是我国2015年版《丙肝指南》中推荐治疗基因1b型感染者的方案之一。

索菲布韦联合雷迪帕韦、达拉他韦或西米普韦及"维克派克套装"或"复方维克"联合利巴韦林对基因1型和4型的丙肝病毒感染者疗效均>90%，

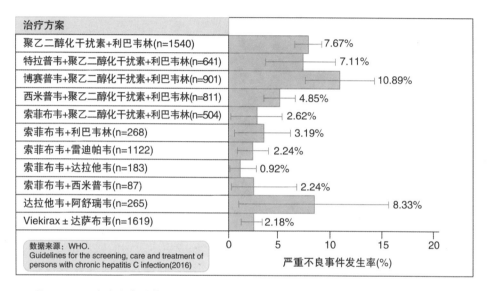

图66　不同治疗方案对基因1/4型丙肝病毒感染初治患者严重不良事件发生率的比较

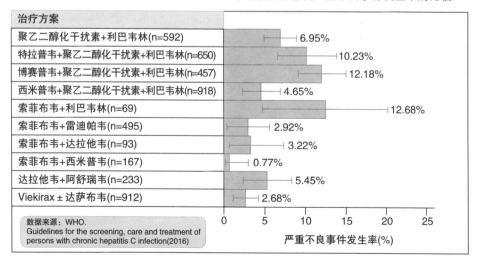

图67　不同治疗方案对基因1/4型丙肝病毒感染经治患者严重不良事件发生率的比较

且严重不良事件的发生率低，因不良事件中断治疗的患者较少，被世界卫生组织2016年版《丙肝指南》推荐用于治疗基因1型和4型丙肝病毒感染。

109. 影响丙肝病毒感染者治疗选择的因素有哪些

世界卫生组织和各国的《丙肝指南》对不同基因型的丙肝病毒感染者推荐了不同的治疗方案。感染者应该如何选择呢？影响丙肝病毒感染者治疗方案选择的因素有许多。

（1）丙肝病毒感染的基因型和基因亚型。基因1型和4型的感染者对干扰素联合利巴韦林方案的应答率较低，因此欧洲和美国的治疗方案中均未推荐基因1型和4型的丙肝病毒感染者使用干扰素联合利巴韦林治疗。基因1a型丙肝病毒感染者在使用"维克派克套装"方案治疗时，需要与利巴韦林联合使用；有Q80K变异的基因1a型丙肝病毒感染者不推荐使用含有西米普韦的治疗方案。不能获得病毒基因亚型的基因1型感染者，应当按照基因1a型方案来治疗。

（2）治疗经历。初治患者治疗应答率较高，而经治患者（尤其是经治无应答者）的治疗应答率较低，常常需要延长疗程或更多药物的联合治疗。

（3）有无肝硬化、合并感染或其他并发症。肝硬化患者选择直接抗病毒药物治疗常常需要联合利巴韦林治疗或延长疗程；抗艾滋病病毒药物与治疗丙型肝炎的直接抗病毒药有相互作用（见第121条：丙型肝炎合并艾滋病感染的患者应该如何治疗），合并艾滋病病毒感染的丙肝病毒感染者的治疗选择应注意尽量避免这些药物的相互作用；有甲状腺疾病、肾脏疾病的患者可能存在干扰素或利巴韦林的禁忌证，不易选择干扰素联合利巴韦林的治疗方案。

（4）治疗费用和上市情况。新上市的直接抗病毒药物治疗费用过高，大多数发展中国家的患者无法负担，且在许多国家（包括我国）尚未上市。因此，我国和一些发展中国家仍推荐使用聚乙二醇化干扰素联合利巴韦林的治疗方案。直接抗病毒药物不同方案的花费和疗程也有不同。基因4型丙肝病毒感染的初治患者使用索菲布韦+利巴韦林方案，需要治疗24周。在美国的花费约16.9万美元，因此不如选择"吉二代"治疗12周的方案，花费约9.5万美元。

（5）治疗应答率和药物的耐受性。以往的干扰素联合利巴韦林方案不仅应答率低，而且疗程长、副作用多、患者耐受性差，因此逐渐被一些经济发达地区的国家所淘汰。

110. 基因1型丙肝病毒感染者应如何选择治疗方案

在丙肝病毒感染者中，基因1型丙肝病毒是最难治疗的一种基因型，对干扰素联合利巴韦林治疗的应答率较低。在我国，基因1b型丙肝病毒感染者最多见，占56.8%～66%。2013年以前，这种基因型丙肝病毒感染的治疗不仅无法摆脱干扰素和利巴韦林，导致一些不能耐受干扰素和（或）利巴韦林治疗的患者（尤其的肝硬化或失代偿期肝病的患者）无法经受治疗；而且治疗后的完全应答率低，复发率高，许多患者经过治疗仍然未愈。2013年底以来，基因1型丙肝病毒感染的治疗和预后有了迅速改变，不仅有了多种无干扰素治疗方案（表22、表23和表24），而且治疗后的持续病毒学应答率也提高到90%以上。

在这些治疗方案中根据美国上市的价格，初治患者的索菲布韦联合聚乙二醇化干扰素和利巴韦林（12周）方案与"吉二代"（12周）方案比较，经治患者的西米普韦（12周）联合聚乙二醇化干扰素和利巴韦林（48周）方案与"维克派克套装"±利巴韦林（12周）方案比较，花费较多，安全性较差，治疗后应答率也稍低，因此均未被写入2015年版美国《丙肝指南》。由于阿舒瑞韦未在欧美地区获批，因此达拉他韦联合阿舒瑞韦方案未写入2015年版欧洲和美国的《丙肝指南》，而且在我国指南中仅推荐用于基因1b型丙肝病毒感染者。

由于目前直接抗病毒药物尚未在我国上市，我国2015年版《丙肝指南》仍建议患者首先选用聚乙二醇化干扰素联合利巴韦林治疗。聚乙二醇化干扰素联合利巴韦林治疗后复发或无应答的患者，不能耐受聚乙二醇化干扰素和（或）利巴韦林治疗的患者可以选择直接抗病毒药物治疗。

表22 基因1型丙肝病毒感染初治无肝硬化者的治疗选择

治疗方案	推荐指南	持续病毒学应答率
①普通干扰素+利巴韦林 （48周或72周，根据应答状况决定疗程或终止治疗）	中国	27%～34%
②聚乙二醇化干扰素+利巴韦林 （48周或72周，根据应答状况决定疗程或终止治疗）	中国	39%～47%
③西米普韦（12周）+聚乙二醇化干扰素+利巴韦林 （24周） 注：基因1a型Q80K变异者不推荐	中国/欧洲	80%～93%
④索菲布韦+聚乙二醇化干扰素+利巴韦林（12周）	中国/欧洲	82%～92%
⑤基因1b型：Viekira Pak（12周） 　基因1a型：Viekira Pak+利巴韦林（12周）	中国/欧洲/美国/ WHO	90%～100%
⑥Harvoni（12周）	中国/欧洲/美国/ WHO	90%～95%
⑦索菲布韦+达拉他韦（12周）	中国/欧洲	96%～99%
⑧索菲布韦+西米普韦±利巴韦林（12周） 注：基因1a型Q80K变异者不推荐	中国/欧洲/美国/ WHO	90%～97%
⑨达拉他韦+阿舒瑞韦（仅用于基因1b型，24周）	中国	87.%～91%

表23 基因1型丙肝病毒感染经治失败无肝硬化者的治疗选择

治疗方案	推荐指南	持续病毒学应答率
①西米普韦（12周）+聚乙二醇化干扰素联合利巴韦林（48周） 注：基因1a型Q80K变异者不推荐	中国/欧洲	70%～86%
②索菲布韦+聚乙二醇化干扰素+利巴韦林（12周）	中国/欧洲	78%
③基因1b型：Viekira Pak（12周） 　基因1a型：Viekira Pak +利巴韦林（12周）	中国/欧洲/美国/ WHO	89%～96%
④Harvoni（12周）	中国/欧洲/ WHO	94%～97%
⑤索菲布韦+达拉他韦（12周）	中国/欧洲/WHO	93%～99%
⑥索菲布韦+西米普韦±利巴韦林（12周） 注：基因1a型Q80K变异者不推荐	中国/欧洲/美国/ WHO	93%～95%
⑦达拉他韦+阿舒瑞韦（仅用于基因1b型，24周）	中国	81%

表24　基因1型丙肝病毒感染伴肝硬化者的治疗选择

治疗方案	推荐指南	持续病毒学应答率
①西米普韦（12周）+聚乙二醇化干扰素联合利巴韦林（48周） 注：基因1a型Q80K变异者不推荐	中国/WHO/欧洲	60%
②索菲布韦+聚乙二醇化干扰素+利巴韦林（12周）	中国/欧洲	—
③Harvoni+利巴韦林（12～24周）	中国/欧洲/美国/WHO	86%～100%
④Harvoni（24周）	中国/欧洲/美国/WHO	82%～86%
⑤基因1b型："Viekira Pak"+利巴韦林（12周） 基因1a型："Viekira Pak"+利巴韦林（24周）	中国/欧洲/美国/WHO	92%～95%
⑥索菲布韦+西米普韦±利巴韦林（12～24周） 注：基因1a型Q80K变异者不推荐	中国/欧洲/美国/WHO	88%
⑦索菲布韦+达拉他韦+利巴韦林（12周）	中国/欧洲/WHO	89%
⑧索菲布韦+达拉他韦（24周）	中国/欧洲/WHO	89%
⑨达拉他韦+阿舒瑞韦（仅用于基因1b型，24周）	中国	84%

在直接抗病毒药物治疗方案中需要注意的是：有些药物治疗方案需要区分基因亚型。例如：基因1a型在"维克派克套装"的治疗方案中需要与利巴韦林联合使用。不能获得病毒基因亚型者，应当按照基因1a型方案来治疗。基因1a型丙肝病毒感染者在使用西米普韦治疗前需要进行Q80K多态性检测，对于Q80K变异者不推荐使用含有西米普韦的治疗方案。

111. 如何使用含干扰素方案治疗基因1型丙肝病毒感染

用于治疗基因1型丙肝病毒感染的含干扰素方案共有3个：①干扰素α联合利巴韦林方案；②西米普韦联合聚乙二醇化干扰素和利巴韦林方案；③索菲布韦联合聚乙二醇化干扰素和利巴韦林方案。

（1）干扰素α联合利巴韦林方案

由于直接抗病毒药物尚未在我国上市，我国2015年版《丙肝指南》仍推荐：聚乙二醇化干扰素联合利巴韦林为慢性丙型肝炎的主要治疗方案。治疗方法是：

聚乙二醇化干扰素 α-2a 180μg或聚乙二醇化干扰素 α-2b 1.5μg/kg，每周1次皮下注射；利巴韦林给药剂量为每日800~1000mg，分3次口服。也可以使用普通干扰素 α 联合利巴韦林治疗：干扰素 α 300万~500万单位，每周3次皮下注射；利巴韦林每日800~1000mg，分3次口服。聚乙二醇化干扰素联合利巴韦林治疗的基本疗程为48周，在治疗过程中应根据不同应答给予48~72周疗程的治疗（图68）。不能耐受利巴韦林不良反应者可单用聚乙二醇化干扰素 α 或普通干扰素 α 治疗。如果在治疗12周HCV RNA下降幅度< 2log$_{10}$IU/ml，或24周仍可检测到，则考虑停止干扰素治疗，改用直接抗病毒药物方案。

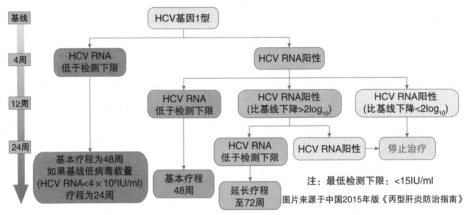

图68　HCV基因1型感染者干扰素联合利巴韦林方案根据病毒学应答指导治疗的程序

（2）西米普韦联合聚乙二醇化干扰素和利巴韦林方案

西米普韦联合聚乙二醇化干扰素和利巴韦林方案如图69所示，不推荐基因1a型Q80K变异者使用。该方案先用西米普韦、聚乙二醇化干扰素 α 和利巴韦林三联治疗12周，然后停用西米普韦，对于初治和经治复发的患者继续应用聚乙二醇化干扰素 α 和利巴韦林二联治疗12周（总疗程24周），对于经治部分应答或无应答者二联治疗的疗程应延长至36周（总疗程48周）。如果在治疗4周、12周或24周时，HCV RNA ≥ 25IU/ml，应该停止治疗。初治患者的持续病毒学应答率为80%~93%，经治应答不佳或无应答患者为70%~86%，而肝硬化患者仅为60%。"IL28B基因"为C/C型者疗效较好，持续病毒学应答率可达到94%，而"IL28B基因"为C/T型和T/T型的患者仅为79%。

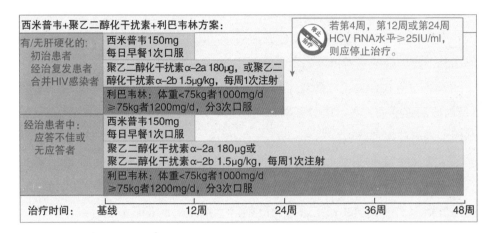

图69　西米普韦+聚乙二醇化干扰素+利巴韦林方案示意图

欧洲2015年版《丙肝指南》和我国2015年版《丙肝指南》推荐该方案用于治疗基因1b型和没有Q80K变异的基因1a型丙肝病毒感染者。从理论上讲，基因1型丙肝病毒感染者在治疗前应该还应该进一步区分病毒基因亚型，如果是基因1a型丙肝病毒感染，还应进行病毒Q80K变异的检测。但我国基因1a型丙肝病毒感染较少见，仅为1.4%。因此，在不能进一步检测病毒基因亚型和Q80K变异的情况下也可以选用该方案治疗。西米普韦联合聚乙二醇化干扰素和利巴韦林方案也可以用于治疗基因4型丙肝病毒感染。

西米普韦联合聚乙二醇化干扰素和利巴韦林方案虽然将基因1b型丙肝病毒感染者的"持续病毒学应答率"提高到90%以上，但对存在Q80K变异的基因1a型丙肝病毒感染者的疗效仍然较差，且没有明显缩短聚乙二醇化干扰素及利巴韦林的疗程。可能因为这些原因，再加上美国的基因1型丙肝病毒感染者中基因1a型占2/3，西米普韦联合聚乙二醇化干扰素和利巴韦林方案未被美国2015年版《丙肝指南》推荐。

（3）索菲布韦联合聚乙二醇化干扰素和利巴韦林方案

索菲布韦联合聚乙二醇化干扰素和利巴韦林方案的治疗方法为：索菲布韦400mg，每日1次，口服；聚乙二醇化干扰素α-2a 180μg或聚乙二醇化干扰素α-2b 1.5μg/kg，每周1次，皮下注射；利巴韦林按体重给药，体重<75kg者每日剂量为1000mg，≥75kg者每日剂量为1200mg，分3次口服，共治疗12

周。国外数据显示初治患者采用该方案，总体持续病毒学应答率为89%，基因1a型患者为92%，而基因1b型患者为82%，既往聚乙二醇化干扰素α联合利巴韦林治疗失败的患者持续病毒学应答率为78%。

索菲布韦联合聚乙二醇化干扰素和利巴韦林方案不仅可以用于治疗基因1型丙肝病毒感染，无须区分基因1a或1b亚型，而且还可以用于治疗其他所有基因型的丙肝病毒感染。

尽管该方案仍需要与干扰素和利巴韦林联合，但明显缩短了干扰素和利巴韦林的疗程，不仅提高了疗效，也提高了患者的耐受性。欧洲2015年版《丙肝指南》和我国2015年版《丙肝指南》推荐了索菲布韦联合聚乙二醇化干扰素和利巴韦林方案用于治疗基因1型丙肝病毒感染，而美国2015年版《丙肝指南》和世界卫生组织2016年版《丙肝指南》没有推荐这一方案。

112. 如何使用无干扰素方案治疗基因1型丙肝病毒感染

目前推荐治疗基因1型丙肝病毒感染的无干扰素方案有5个：①索菲布韦联合西米普韦方案；②索菲布韦联合达拉他韦方案；③"吉二代"方案；④达拉他韦联合阿舒瑞韦方案；⑤"维克派克套装"方案。这5个方案均被我国2015年版《丙肝指南》推荐用于治疗基因1型丙肝病毒感染。

（1）索菲布韦联合西米普韦方案

索菲布韦联合西米普韦方案的治疗方法是：索菲布韦400mg，每日1次口服；西米普韦150mg，每日早餐1次口服；无肝硬化患者无须联合利巴韦林，疗程12周；肝硬化患者需要联合利巴韦林，剂量按体重<75kg者1000mg/d，≥75kg者1200mg/d，分3次口服，疗程12周。推荐用于治疗基因1b型和无Q80K变异的基因1a型丙肝病毒感染。国外数据显示该方案持续病毒学应答率为93%～96%。对于不能服用利巴韦林治疗的患者，索菲布韦联合西米普韦的疗程需要延长至24周。但根据美国药费的价格，索菲布韦联合西米普韦24周则大大增加了患者的花费，不如选择"吉二代"方案治疗。

（2）"吉二代"方案

"吉二代"是复方制剂"Harvoni"的俗称，其中包含索菲布韦400mg、雷迪帕韦90mg，两药联合可有效地抑制丙肝病毒复制。"吉二代"每日只需要服用1次，每次1片，空腹或餐后都可以服用。但基因1型丙肝病毒感染者需要根据以往治疗情况和肝纤维化程度决定疗程和是否与利巴韦林联合（表25）。国外数据显示，使用"吉二代"治疗基因1型丙肝病毒感染者的总体持续病毒学应答率为93%～99%。"吉二代"不仅可以用于治疗基因1型丙肝病毒感染，而且还可以治疗基因4型、5型和6型的丙肝病毒感染，不良反应少见。

表25　不同基因1型的丙肝病毒感染人群Harvoni治疗方案及疗程

丙肝病毒感染人群	治疗方案及疗程
HCV RNA<6×10^6IU/ml，无肝硬化的初治患者	Harvoni，每日1片，8～12周
无肝硬化的初治患者，无论HCV RNA载量	Harvoni，每日1片，12周
代偿期肝硬化初治患者	Harvoni，每日1片联合利巴韦林*，12周 或Harvoni，每日1片，24周
代偿期肝硬化经治或有其他不利于应答因素**患者	Harvoni，每日1片联合利巴韦林*，24周

注：*利巴韦林剂量按体重<75kg者1000mg/d，≥75kg者1200mg/d，分3次口服。
　　**不利于应答因素包括：年龄较大、胰岛素抵抗、代谢综合征等。

（3）索菲布韦联合达拉他韦方案

索菲布韦联合达拉他韦方案的治疗方法是：索菲布韦400mg，每日1次口服；达拉他韦60mg，每日1次口服。无肝硬化患者无须联合利巴韦林，疗程12周；肝硬化患者需要联合利巴韦林，剂量按体重<75kg者1000mg/d，≥75kg者1200mg/d，分3次口服，疗程12周；对于不能服用利巴韦林治疗的患者，索菲布韦联合达拉他韦的疗程需要延长至24周。国外一项临床试验的数据显示，该方案治疗基因1型丙肝病毒感染的持续病毒学应答率高达95%～100%。该方案被世界卫生组织、欧洲和我国的《丙肝指南》推荐用于治疗基因1型丙肝病毒感染。由于达拉他韦在美国上市较晚，没有被美国2015年版《丙肝指南》推荐。索菲布韦联合达拉他韦方案治疗基因1型丙肝病毒感染无须区分基因1a或1b亚型，而且还可以用于治疗其他所有基因型的丙肝病毒感染。

（4）达拉他韦联合阿舒瑞韦方案

达拉他韦联合阿舒瑞韦方案的治疗方法是：达拉他韦60mg，每日1次口服；阿舒瑞韦每次100mg，早晚各1次口服；治疗24周。在日本的临床试验中，主要用于治疗不能使用干扰素或不能耐受干扰素不良反应的患者和干扰素治疗失败的基因1b型患者，治疗24周的持续病毒学应答率为80.5%～87.4%。由于阿舒瑞韦仅在亚太地区一些国家上市，未在欧美等西方国家获批，故2015年版欧美国家和地区的《丙肝指南》均未推荐达拉他韦联合阿舒瑞韦方案治疗基因1型丙肝病毒感染，也没有获得2016年版世界卫生组织《丙肝指南》的推荐。阿舒瑞韦治疗1a型丙肝病毒感染的数据较少，我国2015年版《丙肝指南》仅推荐基因1b型丙肝病毒感染者使用。

（5）"维克派克套装"方案

"维克派克套装"是直接抗病毒药复方制剂Viekirax（即：复方维克）+达萨布韦的套装。"复方维克"中含有奥比他韦12.5mg、帕利瑞韦75mg和利托那韦50mg，每日1次2片，早餐时与食物同服；套装中达萨布韦剂量是每次250mg，每天2次，早餐/晚餐各1次，与食物同服。

"维克派克套装"用于治疗基因1型丙肝病毒感染，不同基因亚型的丙肝病毒感染者"维克派克套装"的治疗方案见表26。国外数据显示使用该方案治疗的患者总体持续病毒学应答率为91%～100%。

表26　基因1型不同亚型的丙肝病毒感染者Viekira Pak的治疗方案

治疗人群	治疗方案*	疗程
基因1a型，无肝硬化	Viekira Pak+利巴韦林***	12周
基因1a型，有肝硬化	Viekira Pak+利巴韦林***	24周**
基因1b型，无肝硬化	Viekira Pak	12周
基因1b型，有肝硬化	Viekira Pak+利巴韦林***	12周

注：* 在基因1型未知亚型或混合基因1型丙肝病毒感染的患者应按照基因1a型方案给药；
　　** 有些患者根据既往治疗或治疗后应答情况可考虑给予12周疗程的治疗。
　　*** 利巴韦林剂量按体重<75kg者1000mg/d，≥75kg者1200mg/d，分3次口服。

113. 基因2型丙肝病毒感染者应如何选择治疗方案

基因2型丙肝病毒感染在全球丙肝病毒感染者中约占13%，但在我国较常见。在我国的丙肝病毒感染者中，基因2型丙肝病毒感染仅次于基因1b型，约占24.1%。基因2型丙肝病毒感染是所有基因型中最好治疗的。不仅对干扰素的应答较好，而且对索菲布韦等直接抗病毒药物的应答也很好。基因2型丙肝病毒感染者治疗方案的选择见表27。由于2015年达拉他韦在美国上市较晚，美国2015年版《丙肝指南》没有推荐"索菲布韦联合达拉他韦"方案。

表27　基因2型丙肝病毒感染者的治疗选择

治疗方案	推荐指南	持续病毒学应答率
①普通干扰素联合利巴韦林（24周或48周）	中国	60%～65%
②聚乙二醇化干扰素联合利巴韦林（24周或48周）	中国	71%～80%
③索菲布韦+利巴韦林（12周） 肝硬化（尤其是经治）患者疗程延长至16～20周	中国/WHO/欧洲/ 美国	93%～98% 78%～95%
④肝硬化或经治患者： 　索菲布韦+聚乙二醇化干扰素+利巴韦林（12周）	中国/欧洲/美国	96%～97%
⑤肝硬化或经治患者：索菲布韦+达拉他韦（12周）	中国/欧洲	92%～97%

基因2型丙肝病毒感染者对干扰素联合利巴韦林的应答率高于基因1型感染者，可达到71%～80%，且疗程也可缩短。但是，基因2型丙肝病毒感染者对干扰素联合利巴韦林的应答率与肝纤维化程度有关，肝硬化或肝纤维化较严重的患者对干扰素联合利巴韦林的应答率可降低到60.5%。而且，干扰素和利巴韦林的不良反应较常见，一些不能耐受干扰素和（或）利巴韦林治疗及失代偿期肝硬化患者则无法接受治疗。新的丙型肝炎直接抗病毒药物为不耐受或不愿意接受干扰素联合利巴韦林治疗的患者、既往干扰素联合利巴韦林治疗失败的患者提供了更安全、有效的治疗。

在我国，聚乙二醇化干扰素联合利巴韦林方案是基因2型丙肝病毒感染者治疗的首选方案。聚乙二醇化干扰素α和利巴韦林的药物剂量与基因1型丙肝病毒感染者相同，但疗程较短，在治疗过程中根据不同应答状况给予24～48

周疗程的治疗（图70）。如果在治疗12周HCV RNA下降幅度<2log₁₀IU/ml，或24周仍可检测到，则考虑停止干扰素治疗，改用直接抗病毒药物方案。不能耐受利巴韦林不良反应的患者可以单用普通干扰素α或聚乙二醇化干扰素α治疗，或在医生指导下使用直接抗病毒药物治疗。

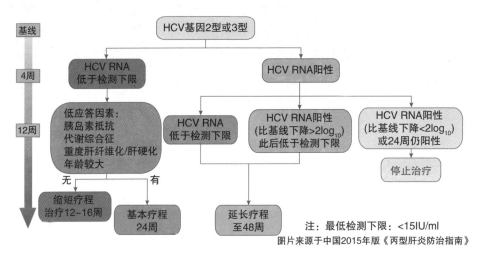

图70 HCV基因2/3型感染者干扰素联合利巴韦林方案根据病毒学应答指导治疗的程序

　　基因2型丙肝病毒感染对直接抗病毒药物的应答也很好。无肝硬化的基因2型丙肝病毒感染者使用索菲布韦只需要联合利巴韦林治疗12周，持续病毒学应答率即可达到95%～97%。索菲布韦的用量是400mg，每日1次，口服；利巴韦林的剂量按体重<75kg者1000mg/d，≥75kg者1200mg/d，分3次口服。有肝硬化患者索菲布韦联合利巴韦林的疗程应适当延长至16～20周。

　　索菲布韦联合聚乙二醇化干扰素和利巴韦林方案和索菲布韦联合达拉他韦方案都可以作为基因2型丙肝病毒感染肝硬化或经治患者的治疗选择。两个方案中的药物剂量与治疗基因1型丙肝病毒感染者相同，疗程均为12周。

114. 基因3型丙肝病毒感染者应如何选择治疗方案

　　在全球的丙肝病毒感染者中，基因3型感染约占22%，但我国基因3型丙肝病毒感染仅占9.1%。基因3型丙肝病毒感染无论选择含干扰素方案还是无干扰素方案，病毒应答率都低于基因2型的感染者，其治疗方案的选择见表28。

表28　基因3型丙肝病毒感染者的治疗选择

治疗方案	推荐指南	持续病毒学应答率
①普通干扰素联合利巴韦林（24周或48周）	中国	42%～60%
②聚乙二醇化干扰素联合利巴韦林（24周或48周）	中国	56%～65%
③索菲布韦+聚乙二醇化干扰素+利巴韦林（12周）	中国/WHO/欧洲/美国	83%～100%
④索菲布韦+利巴韦林（24周）	中国/WHO/欧洲/美国	87%～96%
⑤索菲布韦+达拉他韦（12周） 肝硬化患者：索菲布韦+达拉他韦+利巴韦林（24周）	中国/欧洲/中国/WHO	89%～97%

对于基因3型丙肝病毒感染，聚乙二醇化干扰素联合利巴韦林或普通干扰素联合利巴韦林方案与基因2型的治疗相同，但持续病毒学应答率低于基因2型的感染者，需要延长疗程至48周或选择直接抗病毒药物方案治疗。

推荐用于基因3型丙肝病毒感染者的直接抗病毒药物方案有3个：①索菲布韦联合聚乙二醇化干扰素和利巴韦林方案；②索菲布韦联合达拉他韦方案；③索菲布韦联合利巴韦林方案。

无肝硬化的患者使用索菲布韦联合聚乙二醇化干扰素和利巴韦林三联方案或索菲布韦联合达拉他韦二联方案与推荐给基因2型肝硬化或经治患者的剂量、疗程相同；有肝硬化的患者索菲布韦联合达拉他韦方案还需要再加服利巴韦林，且疗程要延长至24周。由于2015年达拉他韦在美国上市较晚，2015年版美国的《丙肝指南》没有推荐索菲布韦联合达拉他韦方案。索菲布韦联合利巴韦林方案对于基因3型丙肝病毒感染者的疗效明显低于基因2型。治疗12周的完全应答率仅为57%～61%，肝硬化患者甚至不到30%，需要将疗程延长至24周。这就大大增加了治疗费用和治疗时间，降低了患者治疗的依从性。因此，可以耐受干扰素治疗的患者，最好选择索菲布韦联合聚乙二醇化干扰素和利巴韦林方案；不能耐受干扰素治疗的患者，则选择索菲布韦联合达拉他韦方案更佳，不推荐有肝硬化的基因3型丙肝病毒感染者使用索菲布韦联合利巴韦林方案治疗。

115. 基因4型丙肝病毒感染者应如何选择治疗方案

在全球的丙肝病毒感染者中，基因4型感染占13%～20%。在非洲北部及中东地区最常见，近年来欧洲南部地区（法国、意大利、西班牙等国）基因4型丙肝病毒感染者有所增加，但在我国未见到。基因4型丙肝病毒感染者的治疗方案见表29。

表29　基因4型丙肝病毒感染者的治疗选择

治疗方案	推荐指南	持续病毒学应答率
①普通干扰素联合利巴韦林 （48周或72周，根据应答状况决定疗程或终止治疗）	中国	—
②聚乙二醇化干扰素联合利巴韦林 （48周或72周，根据应答状况决定疗程或终止治疗）	中国	34%～70%
③西米普韦（12周）+聚乙二醇化干扰素+利巴韦林 （初治患者24周，经治患者48周）	中国/欧洲	40%～91%
④索菲布韦+聚乙二醇化干扰素+利巴韦林（12周）	中国/WHO/欧洲/美国	90%～96%
⑤索菲布韦+利巴韦林（24周）	美国	78%～100%
⑥Viekirax+利巴韦林（12～24周）	中国/欧洲/美国/WHO	91%～100%
⑦Harvoni±利巴韦林（12～24周）	中国/欧洲/美国/WHO	95%～100%
⑧索菲布韦+达拉他韦（12～24周）	中国/欧洲/WHO	—
⑨索菲布韦+西米普韦±利巴韦林（12～24周）	中国/欧洲/美国/WHO	—

基因4型丙肝病毒感染与基因1型一样，属于"难治"的基因型，但治疗应答优于基因1型。聚乙二醇化干扰素联合利巴韦林治疗方案与基因1型感染

者相同，48周的完全应答率为34%～70%，肝纤维化3级以上的患者、经治患者、肥胖患者和老年人的应答率较低，仅有25%～55%。近年来上市的直接抗病毒药物为基因4型丙肝病毒感染者提供了更有效和安全的治疗方法。

治疗基因4型丙肝病毒感染的直接抗病毒药物方案与基因1型相似，可以选择基因1型丙肝病毒感染者的以下5个方案：①西米普韦联合聚乙二醇化干扰素和利巴韦林方案；②索菲布韦联合聚乙二醇化干扰素和利巴韦林方案；③索菲布韦联合西米普韦方案；④索菲布韦联合达拉他韦方案；⑤"吉二代"方案。索菲布韦联合利巴韦林方案的疗效较差，没有被我国和欧洲推荐，但被2015年版美国的《丙肝指南》推荐。索菲布韦联合达拉他韦方案和索菲布韦联合西米普韦±利巴韦林方案目前没有相关的临床研究数据，但体外试验证明这两个方案对基因4型丙肝病毒有效，根据基因1型的研究结果，推断这两个治疗方案很可能达到与基因1型丙肝病毒感染相似的疗效。因此被欧洲和美国的《丙肝指南》推荐为基因4型丙肝病毒感染的治疗选择方案之一，并被我国2015年版《丙肝指南》和世界卫生组织2016年版《丙肝指南》沿用。

基因4型丙肝病毒感染者的治疗有两个方案与基因1型不同。第一个不同是："维克派克套装"方案替换为"复方维克"联合利巴韦林方案。在基因4型丙肝病毒感染者治疗的研究中发现，去掉"维克派克套装"组合装中的单药达萨布韦，改用"复方维克"联合利巴韦林，仍可达到91%～100%的疗效，同时减少了基因4型丙肝病毒感染者的治疗花费。因此，欧洲批准奥比他韦+帕利瑞韦+利托那韦以复方制剂Viekirax的商品名（即"复方维克"）单独上市，并在欧洲2015年版《丙肝指南》中推荐"复方维克"联合利巴韦林方案用于治疗基因4型的丙肝病毒感染。这一方案也被我国2015年版《丙肝指南》和世界卫生组织2016年版《丙肝指南》沿用。第二个不同是：由于基因4型的临床试验数据较少，且阿舒瑞韦没有在欧美地区上市，各国指南均没有推荐达拉他韦联合阿舒瑞韦方案用于治疗基因4型丙肝病毒感染。

116. 基因5型或6型丙肝病毒感染者应如何选择治疗方案

基因5型丙肝病毒感染主要分布在南非，欧洲地区有散发性病例。基因6型丙肝病毒感染主要见于东南亚地区、我国和韩国。在我国，主要分布在广州和昆明，在所有感染者中约占6.3%。在各国《丙肝指南》中，基因5型和6型的治疗方案是一样的（表30）。

表30　基因5型或6型丙肝病毒感染者的治疗选择

治疗方案	推荐指南	持续病毒学应答率
①普通干扰素联合利巴韦林（24周或48周)	中国	60% ~ 70%
②聚乙二醇化干扰素联合利巴韦林（24周或48周)	中国	70% ~ 80%
③索菲布韦+聚乙二醇化干扰素+利巴韦林（12周)	中国/欧洲/美国/WHO	100%
④索菲布韦+达拉他韦（12周，有肝硬化者：24周或联合利巴韦林12 ~ 24周)	中国/欧洲	—
⑤Harvoni（12周，有肝硬化者：24周或联合利巴韦林12 ~ 24周)	中国/欧洲/美国/WHO	95% ~ 96%

　　基因5型或6型对干扰素联合利巴韦林方案的应答率优于基因1型和4型，但不如基因2型。我国2015年版《丙肝指南》推荐基因6型感染者选择聚乙二醇化干扰素联合利巴韦林方案或普通干扰素联合利巴韦林方案可以参考基因1型患者的治疗。目前直接抗病毒药物治疗基因5型或6型的临床数据较少，2015年版欧洲、美国的《丙肝指南》推荐的治疗方案主要根据体外试验病毒的敏感性及一些小样本的临床数据，或者根据基因2型和3型临床效果推断可能有较好的疗效，可以选择索菲布韦联合聚乙二醇化干扰素和利巴韦林方案、索菲布韦联合达拉他韦方案方案和"吉二代"方案，治疗方法与基因1型和4型丙肝病毒感染者相似。不推荐使用索菲布韦联合利巴韦林方案治疗基因5型或6型丙肝病毒感染。

117. 急性丙型肝炎是否需要治疗

　　急性丙型肝炎患者的慢性化率高达50% ~ 90%，但能够确诊的急性丙肝病毒感染很罕见。目前对急性丙肝病毒感染者的治疗是有争议的。大多数专家认为，在确诊为急性丙肝病毒感染后，可以观察3 ~ 4个月。持续12周以上HCV RNA阳性患者可能有慢性化的趋势，应该考虑启动抗病毒治疗。部分医生认为若伴有ALT升高，无论有无临床症状均建议给予抗病毒治疗。

目前推荐急性丙肝病毒感染的治疗方案是聚乙二醇化干扰素α单药治疗。有研究显示急性丙肝病毒感染者使用聚乙二醇化干扰素α联合或不联合利巴韦林治疗后持续病毒学应答率相似，因此急性丙肝病毒感染在使用聚乙二醇化干扰素α治疗时不必联合利巴韦林。但艾滋病病毒感染者若合并急性丙肝病毒感染，单用聚乙二醇化干扰素α的应答率较低，应联合利巴韦林治疗。

近两年来的欧洲《丙肝指南》均对急性丙型肝炎的治疗做出了推荐。2014年版欧洲《丙肝指南》建议急性丙型肝炎患者可以给予聚乙二醇化干扰素α-2a每周180μg或聚乙二醇化干扰素α-2b每周1.5μg/kg，治疗24周。但2015年版欧洲《丙肝指南》把急性丙型肝炎的疗程缩短至12周，认为经过这样的治疗即可获得90%以上的持续病毒学应答率。如果合并艾滋病病毒感染，单用聚乙二醇化干扰素α的持续病毒学应答率较低，应与利巴韦林联合治疗，疗程也需要延长至24周。2015年版美国《丙肝指南》建议基因1型急性丙肝病毒感染者聚乙二醇化干扰素的疗程应为24周，而基因2型和3型急性丙肝病毒感染者的疗程可减少至16周。我国2015年版《丙肝指南》建议：聚乙二醇化干扰素治疗早期病毒学应答好的患者疗程为12周，应答不佳则考虑联合或不联合利巴韦林抗病毒治疗，疗程持续48周。

对于新上市的直接抗病毒药物，2015年版欧洲《丙肝指南》认为，尽管目前没有直接抗病毒药物治疗急性丙型肝炎的试验数据，但这些药物应该可以用于治疗急性丙型肝炎，并可能获得更好的疗效。2015年版美国《丙肝指南》认为，慢性丙型肝炎初治患者的治疗方案都可以用于治疗急性丙型肝炎。

十、丙肝病毒感染特殊人群的治疗

118. 丙型肝炎肝硬化患者如何抗病毒治疗

丙型肝炎肝硬化患者发生肝脏失代偿和肝癌的风险较高，只要没有治疗的禁忌证应该立即治疗。但是，丙型肝炎肝硬化患者大多年龄较大，感染丙肝病毒的病程较长，并发症较多，其抗病毒的疗效低于肝纤维化较轻的患者。

对于代偿期肝硬化患者在直接抗病毒药物上市前，经过医生评估，可以在严密监测下选择聚乙二醇化干扰素联合利巴韦林治疗。但是，许多肝硬化患者由于年龄较大、脾功能亢进、肝脏失代偿等原因，对干扰素和利巴韦林的耐受性较差。新一代直接抗病毒药物不仅疗效好，而且安全性高，为丙型肝炎肝硬化患者（甚至失代偿期或等待肝移植患者）的治疗带来了希望。

随着直接抗病毒药物在不同人群中的临床应用，丙型肝炎肝硬化患者治疗的有效性和安全性数据逐渐增多，代偿期和失代偿期肝硬化患者已经成为直接抗病毒药物治疗的适应证，而且还被欧洲2015年版《丙肝指南》列为"优先治疗"的对象，建议诊断后立即给予直接抗病毒药物治疗。

丙型肝炎失代偿期肝硬化患者的药物选择见图71。索菲布韦、达拉他韦和"吉二代"可以用于治疗失代偿期肝硬化患者，不推荐使用阿舒瑞韦、西米普韦、"维克派克套装"、"默二代"和干扰素类药物治疗，利巴韦林为慎用或酌情减量使用的药物。

在一项索菲布韦+雷迪帕韦"鸡尾酒"复方制剂（Harvoni）的研究中，基因1型丙肝病毒感染的失代偿期肝硬化患者联合或不联合利巴韦林治疗12周的持续病毒学应答率分别达到86%和82%，而治疗24周两组患者的持续病毒学应答率都达到了99%。在一项国际多中心基因1型或4型失代偿期丙型肝炎肝硬化和肝移植术后丙型肝炎复发患者的临床试验中，基因1型丙肝病毒感染者索菲布韦+雷迪帕韦治疗12周和24周的持续病毒学应答率分别为88%和89%；基因4型丙肝病毒感染者治疗12周和24周的持续病毒学应答率分别为57%和86%；对肝移植前和肝移植后的患者不仅有很高的持续病毒学应答率，而且安全性好，不良反应较少。

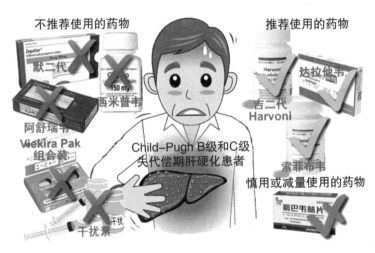

图71　丙型肝炎失代偿期肝硬化患者的药物治疗

2015年版欧洲《丙肝指南》推荐：Child-Pugh评分≥12的B级和C级失代偿期肝硬化，若为基因2型丙肝病毒感染者可以使用索菲布韦+利巴韦林治疗16～20周，若为基因1型、4型、5型或6型的丙肝病毒感染者可以使用"吉二代"治疗12周；索菲布韦+达拉他韦±利巴韦林12周方案适用于所有基因型丙肝病毒感染的肝硬化患者，严重的失代偿期肝硬化患者则不适合使用利巴韦林治疗。

2015年版美国《丙肝指南》推荐：基因1型和4型丙肝病毒感染的Child-Pugh评分B级和C级失代偿期肝硬化患者使用"吉二代"联合利巴韦林治疗12周，但是，利巴韦林的剂量可根据患者情况减少至每日600mg，经治患者、并发贫血或不能耐受利巴韦林治疗的患者可以使用"吉二代"不联合利巴韦林治疗，但疗程应延长至24周。基因2型和3型丙肝病毒感染的失代偿期肝硬化患者可使用索菲布韦联合利巴韦林治疗，但疗程应延长至16～24周。

Child-Pugh C级肝功能损伤的患者无须调整索菲布韦、达拉他韦和雷迪帕韦的剂量。但是，"维克派克套装"、"默二代"、阿舒瑞韦和西米普韦可能会导致ALT升高或间接胆红素升高，不推荐Child-Pugh B级和C级失代偿期肝硬化患者使用。

肝硬化患者经过治疗后可有效阻止或延缓肝脏疾病继续进展，减少失代偿期肝硬化和（或）肝细胞癌的发生，降低丙型肝炎直接或间接相关的病死率。已经发展到失代偿期肝硬化的患者，在丙肝病毒被清除后也可以减少肝移植手术的需求。但肝硬化患者即使治疗后达到了持续病毒学应答，仍有可能发生肝癌，门静脉高压等相关并发症也不能逆转，治疗后仍需要定期监测。

119. 丙肝病毒感染的肝移植患者应如何治疗

丙肝病毒感染的肝移植患者在肝移植术后几乎所有患者新肝脏都会遭受丙肝病毒的再度感染。因为感染者血液内还有残存的丙肝病毒，肝移植后的免疫抑制剂治疗可降低机体的免疫功能，促进病毒复制和再感染，而新的肝脏比原来已经肝硬化的肝脏更有利于病毒生存。移植的新肝脏再感染丙肝病毒后，70%～90%在1年后即发展为慢性丙型肝炎，ALT升高；有2%～5%的患者在移植后1个月发生纤维化胆汁淤积性肝炎，3～6个月内进展为肝衰竭，导致移植肝死亡；肝移植后平均9～12年即可出现肝硬化，有21%～35%的患者在5年内即可发展为肝硬化；肝硬化1年后约42%的患者再次出现肝脏失代偿，导致患者死亡或需要再次肝移植。因此，丙肝病毒感染的肝移植患者应进行积极的抗病毒治疗，清除体内的丙肝病毒，防止移植的新肝脏再感染。

丙肝病毒感染的肝移植患者抗病毒治疗时机有3种选择（图72）：①移植前治疗（预防性治疗），即等待肝移植的患者在移植前至少30天，尽早开始抗病毒治疗。这种治疗选择的优点为最大限度地在移植前抑制或清除病毒，减少移植术后疾病复发的风险，部分患者甚至可能取消肝移植手术。但是，肝移植前患者肝脏失代偿严重，对一些药物耐受性差，尤其是干扰素和利巴韦林。②移植后早期治疗（抢先治疗），即在肝移植术后8周内，丙肝病毒尚未大量复制，肝损害发生之前先发治疗。由于治疗开始的时间在肝损害出现之前，病毒载量较低，从理论上讲可能提高药物疗效，早期预防肝病进展。但是，此时手术后并发症（如肾功能不全、感染等）较多，患者耐受性差，干扰素等药物可能诱发排异反应；而大量抗排异、抗感染药物的应用，容易与丙型肝炎抗病毒药物之间发生药物相互作用，不良反应发生的风险增加。③移植后晚期治疗（复发后治疗），即在肝移植术后2~6个月，患者HCV RNA再次出现阳性，确认丙型肝炎复发或再感染后开始治疗。此时，患者一般情况好转，移植肝已经成活，肝肾功能恢复，抗排异药减量，患者对药物耐受性增加。但是，此时患者往往已经出现肝损害，容易导致肝病进展。

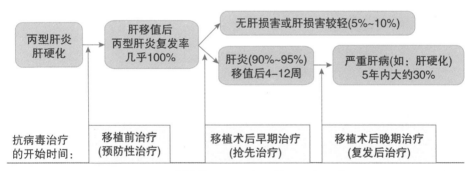

参考文献：Jimenez-Perez M, et al. World J Gastroenterol, 2014,20:16409-17

图72　丙型肝炎肝移植患者抗病毒治疗时机的选择

在直接抗病毒药物上市之前，由于聚乙二醇化干扰素和利巴韦林在移植前失代偿期肝病患者中耐受性较差，且移植术后早期使用干扰素容易诱导排异反应，多主张在肝移植术后2~6个月，确认丙型肝炎再活动或复发后开始治疗。

近年来，达拉他韦、索菲布韦和"吉二代"等在肝脏失代偿期比较安全的药物上市后，多主张在等待肝移植期间，移植前至少30天尽早开始预防性抗病毒治疗。基因2型丙肝病毒感染者可以使用索菲布韦联合利巴韦林方案治疗，基因1型、4型、5型、6型丙肝病毒感染者可以使用"吉二代"治疗，而索菲布韦联合达拉他韦和利巴韦林方案适用于所有基因型的丙肝病毒感染者。肝移植超过3个月的患者也可以选择聚乙二醇化干扰素联合利巴韦林方案或索菲布韦联合聚乙二醇化干扰素和利巴韦林方案。在肝移植术前开始治疗的患者应注意按照失代偿期肝硬化患者推荐的治疗药物选择治疗方案；肝移植术后需要继续治疗的患者或在肝移植术后开始治疗的患者，应注意抗病毒药物与抗排异、抗感染等药物的相互作用。

120. 严重肾病或透析的丙肝病毒感染者如何进行抗病毒治疗

在慢性肾病患者中，丙肝病毒的感染率较高。全球大约4.9%的血液透析患者合并丙肝病毒感染。我国的调查显示，在血液透析人群中丙肝病毒感染率为5%~8%，少数医疗单位的血液透析患者中丙肝病毒感染率高达30.2%~38.1%。改善全球肾脏疾病预后工作组（KDIGO）2008年发布的《慢性肾病患者HCV感染的预防、诊断、评估和治疗临床指南》建议：对所有丙肝病毒感染的慢性肾病患者都要进行抗病毒治疗的评估。

丙肝病毒感染的肾病患者治疗的目标是消除丙肝病毒，降低丙肝病毒活动对肾病患者预后的影响，减少丙肝病毒抗体产生与免疫复合物形成，从而减轻与其相关的肾脏病变。在肾衰竭等待肾移植的患者中，经过抗病毒治疗，丙肝病毒清除后可防止移植后应用的免疫抑制剂导致丙型肝炎加重。另一方面，丙肝病毒感染的消除也可以减少感染者在血液透析患者中丙肝病毒的传播。部分抗丙肝病毒药物在体内的清除途径及在肾损害患者中剂量的调整见表31。

以往的丙型肝炎治疗方案是聚乙二醇化干扰素联合利巴韦林。尽管有一些聚乙二醇化干扰素联合或不联合利巴韦林治疗丙肝病毒感染的严重肾病或透析患者的研究，但是这两种药在严重肾病或透析患者中存在许多安全性问题。严重肾病和肾透析患者对干扰素和利巴韦林的耐受性较差，因为不能耐受不良反应而中断治疗的患者是没有肾病患者的2~3倍。尤其是利巴韦林，不仅因为其主要通过肾脏清除，而且透析对利巴韦林的清除无明显作用，血药浓度的监测方法却很难建立；利巴韦林还可以加重肾病患者（尤其是终末期肾病患者）的贫血，需要频繁检测，调整促红细胞生长素的剂量。因此，丙肝病毒感染的慢性肾病患者（尤其是终末期肾病患者）多主张干扰素单药

表31 部分抗HCV药物的清除途径及在肾损害患者中剂量的调整

| 药物 | 清除途径 | 肌酐清除率或估计肾小球清除率 | | | 透析患者 |
		50~80ml/min	30~49ml/min	<30ml/min	
聚乙二醇化干扰素α-2a	不清楚,可能经肝脏,部分经肾脏	180μg/周	180μg/周或减量25%	每周1.0μg/kg或减量25%	180μg/周
聚乙二醇化干扰素α-2b	不清楚,可能经肾脏	1.5μg/kg/周	135μg/周或减量50%	每周1.0μg/kg或减量50%	每周1.0μg/kg
利巴韦林	肾脏	标准剂量	200mg/400mg交替每日剂量	200mg/d	200mg/d
索菲布韦	肾脏	标准剂量	标准剂量	未提供数据	未提供数据
西米普韦	肝脏	标准剂量	标准剂量	标准剂量	未提供数据
达拉他韦	肝脏	标准剂量	标准剂量	未提供数据	未提供数据
阿舒瑞韦	肝脏	标准剂量	标准剂量	未透析者100mg,每日1次	标准剂量
Viekira Pak	肝脏	标准剂量	标准剂量	未提供数据	未提供数据

治疗,但干扰素单药治疗后丙型肝炎的复发率较高,常常导致治疗失败。

由于干扰素和利巴韦林在肾病患者中的安全性问题,2015年版欧洲和我国的《丙肝指南》均推荐合并肾损害的丙肝病毒感染者抗病毒治疗应首选无干扰素、无利巴韦林的直接抗病毒药物方案。近年来批准上市的直接抗病毒药物中,西米普韦、达拉他韦、阿舒瑞韦、"维克派克套装"通过肝脏代谢,在肾病患者中无须调整药物剂量,严重肾病患者可以使用。而索菲布韦主要通过肾脏清除,轻至中度肾损害(肌酐清除率30~80ml/min)的患者可以使用,且不需要调整药物剂量,但不建议肌酐清除率或估计肾小球滤过率<30ml/min的患者使用。直接抗病毒药物的治疗方案中也应尽可能避免使用利巴韦林,或根据患者的肾功能状况和肌酐清除率调整利巴韦林的剂量。

新上市的直接抗病毒药物在肾病患者中的安全性数据很少,在使用时需要严密监测，避免严重不良反应发生。持续血液透析治疗的患者在丙型肝炎治愈后仍有再感染的风险，应定期进行丙肝病毒的检测。

121. 丙型肝炎合并艾滋病感染的患者应该如何治疗

丙肝病毒与艾滋病病毒的传播途径相似，有12%~60%的艾滋病病毒感染者同时感染了丙肝病毒。丙肝病毒和艾滋病病毒共感染时可相互影响预后。艾滋病病毒感染可加速丙型肝炎的疾病进展，单纯丙肝病毒感染者进展为肝硬化或肝癌的平均时间大约为30年，而丙肝病毒和艾滋病病毒共感染者则可缩短为10~20年。丙型肝炎的肝损害有可能限制艾滋病治疗药物的使用，抗艾滋病的药物可能有肝毒性，促进肝病进展，甚至导致肝衰竭。丙肝病毒合并艾滋病病毒感染者治疗相对困难，病毒应答率低，往往需要延长疗程。

丙肝病毒与艾滋病病毒共感染时，两者的治疗没有优先或延后之分。需要治疗的艾滋病感染者无论丙型肝炎状况如何都应该开始抗逆转录病毒治疗；而正在进行抗逆转录病毒治疗的艾滋病感染者不建议因治疗丙型肝炎而中断治疗艾滋病的药物。但是，艾滋病患者使用干扰素联合利巴韦林方案体重下降、贫血、白细胞和血小板下降等不良反应更为明显，还可以导致CD4细胞下降，患者依从性更差，中断治疗率更高，持续病毒学应答率更低。直接抗病毒药物治疗可以减少不良反应的发生，提高丙型肝炎的治愈率，但在选择治疗方案时，应注意避免抗艾滋病药物与抗丙肝病毒药物之间的相互作用（表32）。

例如：索菲布韦在丙肝病毒与艾滋病病毒共感染者中的安全性与单一丙肝病毒感染者相似。但是，当索菲布韦与治疗艾滋病的药物阿扎那韦联合应用时，出现肝脏损害和发生黄疸的风险明显增加。"吉二代"和"默二代"可增加替诺福韦的血药浓度，导致替诺福韦的肾毒性增加。使用含有替诺福韦方案治疗的艾滋病患者应尽量避免与"吉二代"或"默二代"联合应用，尤其是肌酐清除率<60ml/min的患者。利托那韦属于抗艾滋病的蛋白酶抑制剂，正在使用含有利托那韦方案抗艾滋病治疗的患者如果选择了"维克派克套装"治疗丙肝病毒感染，两个方案中都含有利托那韦，则应停用抗逆转录

表32　部分抗丙肝病毒药物与抗艾滋病药物间的相互作用

	药物	利巴韦林	西米普韦	达拉他韦	索菲布韦	Harvoni	Viekira Pak
逆转录酶抑制剂	核苷类						
	阿巴卡韦	/	√	√	√	√	√
	去羟肌苷	×	√	√	√	√	√
	恩曲他滨	/	√	√	√	√	√
	拉米夫定	?	√	√	√	√	√
	司他夫定	/	√	√	√	√	√
	替诺福韦	?	√	√	√	/	√
	齐多夫定	×	√	√	√	√	√
非核苷类	依非韦伦	?	×	/	√	√	×
	依曲韦林	√	×	/	√	√	×
	奈韦拉平	?	×	/	√	√	×
	利匹韦林	√	√	√	√	√	/
蛋白酶抑制剂	阿扎那韦或阿扎那韦/利托那韦	/	×	/	√	√	/
	达如那韦/利托那韦	?	×	√	√	√	/
	福沙那韦	?	×	/	√	√	/
	洛匹那韦	?	×	√	√	√	×
	沙奎那韦	?	×	/	√	√	√
整合酶抑制剂及进入	多替拉韦	?	√	√	√	√	√
	埃替格韦	√	×	/	√	/	×
	马拉韦罗	√	√	√	√	/	√
	拉替拉韦	√	√	√	√	√	√
图例说明	√无明显相互作用　　×有肯定相互作用　　/有潜在相互作用　　? 未查到相关资料						

病毒治疗方案中的利托那韦，否则就会造成药物过量，导致严重毒性反应。西米普韦与抗逆转录病毒药物中的蛋白酶抑制剂和非核苷类逆转录酶抑制剂都有明显的相互作用，正在治疗的艾滋病感染者不适合使用含有西米普韦的方案同时治疗丙型肝炎。利巴韦林与去羟肌苷、司他夫定和齐多夫定等药物同时使用可增加线粒体毒性，使用去羟肌苷、司他夫定和齐多夫定治疗艾滋病的患者应避免选择含有利巴韦林的方案治疗丙型肝炎。

丙肝病毒与艾滋病病毒共感染的患者在抗病毒治疗期间更容易发生肝功能异常。因此，无论进行抗逆转录病毒治疗或是抗丙肝病毒治疗，在治疗开始的6个月内，应每4周监测一次肝功能。治疗丙型肝炎的药物索菲布韦和治疗艾滋病的药物替诺福韦都经肾脏代谢，两药同用期间应特别注意肾功能的监测。

122. 丙型肝炎与乙型肝炎共感染者应该如何治疗

丙肝病毒和乙肝病毒的传播途径相似，因此，在不安全注射和有不安全血液暴露史的人群中，丙肝病毒和乙肝病毒共感染的比例较高。在慢性乙肝病毒感染者中，丙肝病毒共感染者占10%～15%，主要发生于静脉吸毒者。我国的研究显示，在慢性丙型肝炎患者中有1.22%～5.34%合并乙肝病毒感染。但吸毒者中乙肝病毒和丙肝病毒共感染率可高达78.1%（171/219），而2075名大学生体检中慢性乙肝病毒感染者中抗HCV阳性者只有0.48%。

丙肝病毒和乙肝病毒共感染者在治疗前首先要确定体内两种病毒的复制状况，然后再决定治疗方案。

丙肝病毒对肝脏的危害常常被认为大于乙肝病毒，而且，丙肝病毒感染可以完全治愈。因此，只要感染者HCV RNA呈阳性，无论肝功能是否异常，都应该进行丙肝病毒基因型的检测，首先考虑丙型肝炎的治疗。干扰素既有抗丙肝病毒的作用，又可以用于治疗乙型肝炎。如果没有干扰素的禁忌证，可以首先选择聚乙二醇化干扰素联合利巴韦林的方案治疗，以取得一举两得的抗病毒疗效。不能耐受聚乙二醇化干扰素的患者或治疗失败者，可以根据丙肝病毒的基因分型与单一丙肝病毒感染者一样选择其他更有效的无干扰素方案。

对于HBV DNA高复制的丙肝病毒和乙肝病毒共感染者，在HCV RNA达到完全应答后，患者的ALT仍异常，应考虑乙型肝炎活动，可以同时开始乙型肝炎的治疗。不过，丙型肝炎的疗程是有限的，为了避免药物间相互作用，患者可以在丙型肝炎治疗结束后再考虑乙型肝炎的治疗。

需要同时进行抗丙肝病毒和抗乙肝病毒治疗的患者，应注意避免两类抗病毒药物之间的相互作用。替比夫定与干扰素联合应用可增加周围神经病发生的风险，应避免同时使用；"默二代"和"吉二代"可增加替诺福韦的血药浓度，导致替诺福韦的肾毒性增加。因此，在"默二代"或"吉二代"治疗时，应尽量避免与替诺福韦联合应用。

对于乙肝病毒处于非活动或低复制期的丙肝病毒感染者，当丙肝病毒被清除后，常常会发生乙型肝炎再活动，患者的肝功能再次异常。当乙型肝炎的活动情况符合乙型肝炎治疗适应证时，可以给予核苷（酸）类药物进行抗乙肝病毒治疗。对于HBV DNA阳性而HCV RNA阴性、抗HCV阳性的患者，在乙型肝炎抗病毒治疗后仍应监测HCV RNA，警惕一些共感染患者体内病毒相互抑制导致的HCV RNA假阴性，在乙肝病毒受到抑制后出现丙肝病毒再活动（见第28条：丙肝病毒与乙肝病毒或艾滋病病毒共感染时对诊断有何影响）。

123. 抗丙肝病毒药物对女性或男性生育有何影响

丙肝病毒可以通过母婴传播导致胎儿或新生儿感染。因此有生育计划的女性，尤其是高危险人群，都应在孕前检查中筛查抗HCV。若发现丙肝病毒感染，应先治疗再生育。

妊娠期间进行抗丙肝病毒治疗对胎儿是不安全的。美国食品及药物管理局（美国FDA）对部分抗丙肝病毒药物妊娠期安全程度的分级见表33。

表33 美国FDA对部分抗丙肝病毒药物妊娠期安全程度的分级

	利巴韦林	聚乙二醇化干扰素 α	西米普韦	索菲布韦	Viekira Pak	Harvoni
妊娠期安全级别	X	C	C	B	B	B

干扰素有抗增殖作用，可抑制蛋白质合成。女性在干扰素治疗期间怀孕

可能导致流产、胎儿生长缓慢或早产。利巴韦林可以掺入到人体细胞的核酸中，影响人体细胞合成，且在细胞内清除缓慢，容易导致蓄积，已有许多动物试验证明利巴韦林有显著致畸和致胚胎死亡的作用。

干扰素和利巴韦林也可能影响男性生育。有研究显示，聚乙二醇化干扰素联合利巴韦林治疗丙型肝炎期间未发现精子量的改变，但可见精子质量异常，导致圆细胞/精子比值增加（反映精子异常）和精液DNA碎片指数明显增加（反映精液染色体结构）。圆细胞/精子比值于停药4个月后恢复正常，但精液DNA碎片指数在停药8个月后仍未恢复正常。

对于接受含有干扰素和（或）利巴韦林方案治疗的慢性丙肝病毒感染者，无论男性或女性在治疗期间及停药后6个月内均应采取避孕措施。女性患者使用干扰素单药治疗期间意外怀孕，应立即中断治疗；使用干扰素联合利巴韦林或含有利巴韦林的其他方案治疗期间意外怀孕，应考虑中止妊娠。男性在干扰素联合利巴韦林治疗期间妻子意外怀孕已有多篇报道，其中生育健康婴儿12例，流产5例，未发现先天性畸形胎儿出生。因此，妻子不必因丈夫治疗而中止妊娠，但有可能导致流产。若发生先兆流产，不要强行保胎；未流产者应尽可能利用超声波等检查进行孕期监测，以免生出畸形或有缺陷的婴儿。

西米普韦在高于人类推荐剂量的动物试验中发现有胚胎毒性，导致胚胎早期死亡、低体重或骨骼改变，属于妊娠安全程度C级药物。因此不推荐妊娠期服用西米普韦治疗丙型肝炎。

尽管索菲布韦、"吉二代"和"维克派克套装"都属于妊娠期安全程度B级药物，但没有人类妊娠期间的安全性数据，且这些药物治疗丙型肝炎的疗程有限。因此，使用这些药物治疗期间男女双方都应注意避孕。男性在治疗期间妻子意外怀孕，应加强监测。女性在治疗期间意外怀孕，应立即停止治疗；在孕期发现丙肝病毒感染者，不建议妊娠期间治疗，待产后再实施抗病毒治疗。

2015年以后美国FDA不再对新上市的药物进行妊娠安全程度分级。因此，达拉他韦和"默二代"的药品说明书中均无妊娠安全程度分级的信息。在达拉他韦和"默二代"动物试验中显示，超过人体推荐最大剂量时对妊娠动物及其胚胎发育均未发现毒性。尽管如此，药品说明书中仍建议女性患者在使用含有达拉他韦方案或"默二代"治疗时应注意避孕。

目前上市的所有抗丙肝病毒药物均无哺乳期妇女的安全性数据，不建议哺乳期妇女在抗病毒治疗期间用母乳喂养婴儿。

124. 儿童丙肝病毒感染者应该如何治疗

儿童感染丙肝病毒的途径大多是因母婴传播和输血或血制品感染。丙肝病毒感染的儿童是否必须进行抗病毒治疗目前还有争议。丙肝病毒感染进展为肝纤维化的速度较慢，儿童极少因丙肝病毒感染而发生严重肝病；年幼儿童对治疗中不良反应症状往往表达不清，容易被家长或医生忽视。尤其是2岁以内的婴儿，对干扰素和利巴韦林的耐受性较差，容易发生严重不良反应，不建议使用。

2岁以上儿童可以用干扰素联合利巴韦林治疗，其治疗指征为出现持续性ALT升高及进展性肝纤维化。肝功能正常且无明显肝纤维化的儿童可以等到成年后再开始治疗。

普通干扰素的儿童治疗剂量为：300万～600万IU/m^2（体表面积），最大剂量不要超过1000万IU/m^2（体表面积）。聚乙二醇化干扰素 α-2a的儿童剂量为：104μg/m^2（体表面积）或180μg/1.73m^2（体表面积），每周1次皮下注射；聚乙二醇化干扰素 α-2b的儿童剂量为：60μg/m^2（体表面积）或1.5μg/kg（体重），每周1次皮下注射。利巴韦林有口服液，可供儿童服用。儿童利巴韦林的剂量为每日15mg/kg，分3次口服。

儿童使用干扰素联合利巴韦林治疗的主要不良反应是流感样症状、中性粒细胞减少和贫血。部分儿童可能发生高热惊厥，一般发生在治疗初期，继续治疗大多无复发。对出现发热的儿童应注意适当降温，尤其是有高热惊厥史的儿童应严密监测，或在治疗初期短期住院观察。对有呼吸道感染的儿童，应暂缓治疗。有研究显示，聚乙二醇化干扰素 α 联合利巴韦林治疗儿童丙型肝炎，儿童的身高和体重生长受到一定影响，但停药两年以后随访，大部分儿童恢复正常。

索菲布韦、西米普韦、达拉他韦、阿舒瑞韦、"吉二代"、"默二代"

和"维克派克套装"等新上市的直接抗病毒药物均无18岁以下儿童使用的安全性和有效性数据，暂不推荐18岁以下儿童使用。

125. 老年丙肝病毒感染者应如何治疗

在未对献血者实施丙肝病毒筛查前，输血和血制品、医院介入治疗等医源性传播为丙肝病毒感染的主要途径。当年感染丙肝病毒者目前均已经步入老年。在美国，3/4的感染者是1945~1965年出生的人。在我国，北京大学人民医院的一项调查显示，在丙型肝炎患者中老年患者占25.51%。

老年患者感染的时间较长，肝纤维化程度较严重，肝硬化和肝癌的发生率较高，更加需要及时治疗。但是，老年患者常有糖尿病、高血压、冠心病等并存疾病，对干扰素和利巴韦林的耐受性较差，不良反应往往较重，贫血的发生率也较高，不适合或不耐受干扰素治疗的比例较高。因此，丙肝病毒感染的老年患者最好使用无干扰素的治疗方案。如果要选择干扰素联合利巴韦林方案治疗，应请有经验的医生对老年人的身体状况进行全面评估，包括进行心电图等检查，并在医生的严密监测下进行治疗。

老年丙肝病毒感染者可以使用近年来新上市的直接抗病毒药物治疗，但需要注意的是，老年人并存疾病较多，常常需要并用药物，治疗时应注意药物间的相互作用；老年人肝、肾功能较差，在治疗期间应严密监测肝肾功能和其他不良反应。

十一、丙肝病毒感染者的自我保健和综合管理

126. 为什么要对丙肝病毒感染者实施综合管理

尽管丙型肝炎已经有了彻底治愈的抗病毒药物，但是单纯抗病毒治疗并不能解决所有肝病问题。2016年1月英国对丹麦及苏格兰的28 734例丙肝病毒感染者的研究显示，随访6.3~6.9年，慢性丙肝病毒感染的死亡病例中，仅有22%死于丙型肝炎终末期肝病和肝癌，有44.6%~48.3%的患者死于酒精性肝病（图73）。即使已经自愈的丙肝病毒感染者，仍有可能因不良健康行为方式（酗酒、药物滥用等）导致肝病进展，因肝病死亡的危险仍不能完全避免。这项研究显示，已经自愈的丙肝病毒感染死亡病例中，尽管肝癌的发生率明显减少，但高达71.1%~75.0%的患者死于酒精性肝病。因此，无论丙肝病毒感染者是否治愈，都不要将希望仅寄托在抗病毒治疗上，要从治疗、预防、生活习惯等多方面进行综合管理。包括：纠正不良的健康行为（戒酒、戒毒等），锻炼身体，平衡饮食，预防非酒精性脂肪肝，定期监测，在抗病毒治疗的基础上进一步改善丙肝病毒感染者的预后。

127. 丙肝病毒感染者治疗结束后应如何监测

丙肝病毒感染者在治疗结束后12周和24周检测HCV RNA均

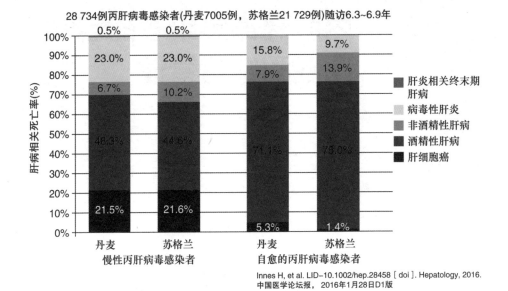

28 734例丙肝病毒感染者(丹麦7005例，苏格兰21 729例)随访6.3~6.9年

图例（从上到下）：
- 肝炎相关终末期肝病
- 病毒性肝炎
- 非酒精性肝病
- 酒精性肝病
- 肝细胞癌

纵轴：肝病相关死亡率(%)

横轴：丹麦、苏格兰（慢性丙肝病毒感染者）；丹麦、苏格兰（自愈的丙肝病毒感染者）

Innes H, et al. LID-10.1002/hep.28458 [doi]. Hepatology, 2016.
中国医学论坛报，2016年1月28日D1版

图73　肝病死亡率与丙肝病毒感染状态的关系

为阴性，即达到了持续病毒学应答，可视为丙肝病毒感染治愈。对于无肝硬化的患者，若治疗结束后48周检测HCV RNA仍为阴性且ALT正常，除非再次发生丙肝病毒的"暴露"，一般无须再进行丙肝病毒的监测。但对于静脉吸毒、血液透析、男-男性行为等有再感染丙肝病毒风险的人群仍需要每年进行一次丙肝病毒相关检测。

对于肝纤维化较明显（F3～F4级）或已经发展为肝硬化的患者，丙肝病毒清除后能阻断肝病的进展，减少失代偿期肝病及其并发症和肝癌的发生率，但仍有肝癌发生的风险。这些患者在治疗结束后还需要每6个月进行一次超声波检查和甲胎蛋白（AFP）检测，监测肝癌的发生。对于存在门静脉高压的患者，抗病毒治疗后应继续治疗门静脉高压，监测食管胃底静脉曲张的情况，防止消化道出血。

干扰素引起的甲状腺功能减退可能发生在停药以后。使用普通干扰素或聚乙二醇化干扰素方案治疗的丙肝病毒感染者在停用干扰素1～2年内仍需要进行甲状腺激素和促甲状腺激素水平的检测。

有丙肝病毒相关肝外损害的患者，合并糖尿病、脂肪肝的患者，在抗病毒治疗结束后应继续对这些并发症进行监测和治疗。

128. 不能接受治疗或治疗失败的丙肝病毒感染者该怎么办

有些丙肝病毒感染者暂时不能接受抗病毒治疗，应明确未治疗的原因。如已经发生严重肝功能失代偿或肝细胞癌，在条件许可的情况下争取肝移植手术，术后进行抗病毒治疗。若患有其他危及生命的重要疾病，如恶性肿瘤、脑血栓等，应首先治疗危及生命的其他疾病，待病情好转且没有抗病毒治疗禁忌证时再给予治疗。

干扰素联合利巴韦林治疗失败或不能耐受的患者可以改用直接抗病毒药物再治疗，一种直接抗病毒药物治疗方案失败的患者可以改用其他治疗方案再治疗。对于暂时不能获得直接抗病毒药物的患者应注意对肝纤维化的评估和肝功能的监测，肝功能异常的患者给予保肝及中药治疗，减轻肝纤维化，延缓肝病进展，防止肝脏失代偿。肝纤维化在F3以上和肝硬化的患者要定期检测甲胎蛋白和超声波等影像学检查，监测肝细胞癌。肝硬化失代偿的患者应对门静脉高压、腹水等并发症进行监测和对症治疗。

129. 为什么要劝告丙肝病毒感染者不要饮酒

世界卫生组织《丙肝指南》把劝告嗜酒者戒酒作为减少丙肝病毒感染者肝脏危害的首要措施。为什么要劝告丙肝病毒感染者不要饮酒呢？

酒精的学名叫乙醇，摄入后，迅速被胃肠道吸收入血，绝大部分酒精在肝脏进行代谢，仅2%～10%由肾、肺排泄。这就是酒精的嗜肝性。在肝脏，酒精先变成乙醛，再变成乙酸（醋酸）。其中乙醛是引起肝损害的主要祸首，它的毒性是乙醇的15倍。因此，肝脏必须马上把它变成对人体无毒性的乙酸，最后氧化为二氧化碳和水排出体外。可是过量饮酒，不仅增加了肝脏的负担，过多的乙醛无法转变为无毒的乙酸，则会对肝脏造成伤害。另外，酒精在分解代谢过程中需要消耗大量氧，可造成细胞内低氧，导致肝细胞损害。酒精代谢还会加重肝脏负担，造成肝脏代谢紊乱，糖、脂肪、维生素、激素和微量元素缺乏或失调，引起肝细胞损伤和全身代谢综合征。

饮酒是导致丙肝病毒感染者肝病进展的一个重要原因。世界卫生组织指出：每周饮酒量210～560g（1杯葡萄酒或1罐啤酒含酒精10～14g），肝硬化发生的风险加倍，甚至适度饮酒也是有害的。丙肝病毒感染者如果同时饮酒，肝硬化的发生率明显高于非饮酒者（图74）；而且，饮酒量越大，肝病进展越严重（图75）。

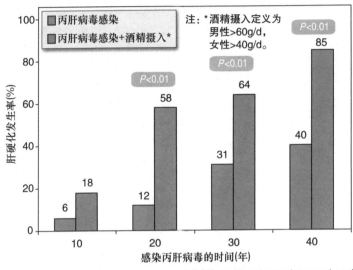

图74　饮酒对丙肝病毒感染者进展为肝硬化的影响

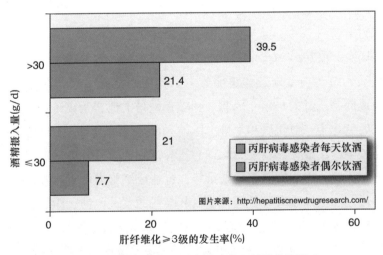

图75　饮酒量对丙肝病毒感染者肝纤维化的影响

酒精在肝脏内代谢，可与许多药物发生相互作用。在丙型肝炎治疗期间饮酒，可能会改变药物的代谢过程，降低药物疗效或增加药物毒性，进一步造成肝损害或其他器官系统的不良反应。日本有一项研究证实，饮酒可降低干扰素对丙型肝炎的疗效。干扰素治疗24周后，30%的非饮酒者肝功能恢复正常，而饮酒者肝功能恢复正常的只有6%。因此，世界卫生组织的《丙肝指南》特别强调要劝告丙肝病毒感染者不要饮酒。

130. 吸烟对丙型肝炎的疾病进展有影响吗

有关吸烟对肝脏影响的研究较少。一般认为，吸烟对丙型肝炎疾病进展无直接影响，但有可能通过导致其他健康问题而影响肝脏。

有一项包括244例慢性丙型肝炎的研究显示，吸烟者的肝脏炎症活动程度比不吸烟者明显严重（图76）。作者认为，烟草的毒性及吸烟者不健康的生活习惯可能加重肝脏炎症程度。另外一些研究显示，烟草对丙肝病毒感染者有许多负面影响，包括影响患者的睡眠、情绪、体力、性生活等；吸烟还可能促进肝脏脂肪变性，加重肝纤维化，增加肝脏肿瘤发生的风险。因此，丙肝病毒感染者应该戒烟。

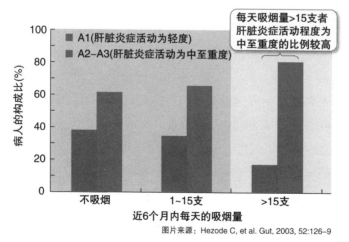

图片来源：Hezode C, et al. Gut, 2003, 52:126-9

图76　吸烟对丙肝病毒感染者肝组织炎症程度的影响

131. 丙肝病毒会"再感染"吗

医学上把感染一次病毒后再次感染相同的病毒称为"再感染"。丙肝病毒的再感染有三种情况。

（1）丙肝病毒感染者在肝移植后，新移植到体内的肝脏又被丙肝病毒感染。这种情况实质上并非外面的病毒再次感染人体，而是患者血液中的丙肝病毒没有被清除，导致的自身感染（见第119条：丙肝病毒感染的肝移植患者应如何治疗）。

（2）以前感染的丙肝病毒经过治疗已经清除，再一次感染了新的丙肝病毒。

（3）先有一种基因型或基因亚型的丙肝病毒感染，在尚未治愈的情况下又感染了第二种基因型或基因亚型的丙肝病毒，即体内存在两种不同基因型/亚型的丙肝病毒混合感染。在我国，两种不同基因型/亚型混合感染的丙肝病毒感染者大约占2.1%，多为基因1型和2型混合感染。

在以上的三种情况中，后两种情况是真正的丙肝病毒再感染。这两种丙肝病毒再感染需要与丙型肝炎治疗后的复发（图77-A）相鉴别。首先，丙肝病毒再感染的患者要有两次以上可能感染丙肝病毒的途径；第二，有证据显示以前的感染已经被彻底治愈（治疗停止6个月以上用敏感的PCR检测方法至少两次在血中未检测到HCV RNA，如图77-B）；第三，从病毒基因序列的检测中可以看出先后感染的丙肝病毒属于不同基因型或基因亚型（图77-C）。

丙肝病毒再感染的原因就是危险行为造成丙肝病毒多次暴露。这种再感染主要发生在注射吸毒和男-男同性恋人群中，也有可能发生在长期血液透析、反复输血或血制品的患者中。因此，吸毒者和男-男同性恋者不要以为丙肝病毒感染像麻疹病毒感染一样，治愈后会获得终生免疫。丙肝病毒治愈后还可发生再次感染，避免不安全注射和危险性行为是预防丙肝病毒再感染的关键。两种不同基因型/亚型混合感染的丙肝病毒感染者抗病毒治疗的方案应按照较难治疗的基因型选择治疗药物。

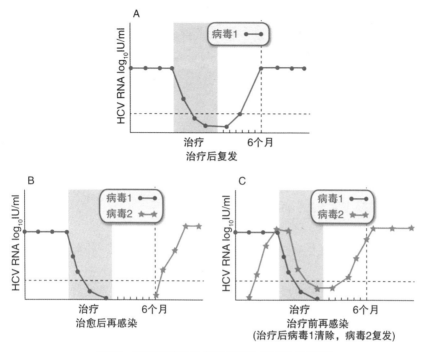

图77　丙肝病毒的治疗后复发和再感染的区别

132. 慢性丙肝病毒感染者在饮食上应注意哪些问题

丙肝病毒感染者的饮食和正常人群一样，没有特殊要求。但要更加注意营养平衡，多吃水果、蔬菜、奶制品和谷类食物，少吃油炸食品和含有过多脂肪的食物。丙肝病毒感染者应该注意控制自己的体重。在干扰素联合利巴韦林治疗的临床试验中，医生发现肥胖患者及并发脂肪肝的患者疗效较差。因此，患者应注意把自己的体重指数控制在25以内；体重指数>30的患者应在营养学专家指导下进行减肥。

在干扰素联合利巴韦林治疗期间还要注意多饮水，大量饮水可以减少药物的副作用。有报道咖啡有利于延缓丙肝病毒感染者肝脏的纤维化，提高干扰素联合利巴韦林的疗效，减少肝癌发生的风险。但是，失眠患者不宜饮用。有些药物服药时间受饮食限制。例如：西米普韦、"复方维克"和"维克派克套装"在进餐时服用可增加药物的生物利用度，提高药物疗效，因此需要与食物同服。

慢性丙型肝炎患者体内和（或）肝脏内可能存在铁储存过多。因此，除非被医生确定有缺铁的证据，需要补铁；在一般情况下，患者应限制高铁食物，避免用铁锅烹饪。如果患者服用复合维生素补充剂，应该确保这种补充剂不含有补铁成分。

维生素D缺乏在慢性丙型肝炎患者中很常见。而且，维生素D水平越低，肝脏病变越严重。另外还有一些研究显示，维生素D缺乏的患者对干扰素治疗应答较差。因此，慢性丙型肝炎患者应适量补充维生素D。但不要补充过多的维生素A，过量维生素A会引起肝毒性。

133. 为什么建议丙肝病毒感染者接种甲肝和乙肝疫苗

丙肝病毒感染者如果重叠感染了其他嗜肝病毒，常常导致肝病加重，甚至危及生命。

甲肝病毒在全球广泛流行。美国医生的研究发现，近半数丙肝病毒感染者对甲型肝炎没有免疫力，而只有7.9%的感染者接种了甲型肝炎疫苗。

丙肝病毒感染者重叠感染甲肝病毒后常常导致疾病加重。意大利的医生发现，大多数慢性乙肝病毒感染者在重叠感染急性甲肝病毒后不会导致患者出现危及生命的严重肝病；但慢性丙肝病毒感染者重叠感染了甲肝病毒后，有41%发展成重症肝病，病死率高达35%。

乙肝病毒与丙肝病毒的感染途径相似，且在全球广泛流行。乙肝病毒与丙肝病毒同时感染或重叠感染是较常见的。东欧一项通过随机选择2200例健康人筛查研究的结果显示，丙肝病毒和乙肝病毒共感染率为0.68%。我国的研究显示，在慢性丙型肝炎患者中有1.22% ~ 5.34%合并乙肝病毒的感染。丙肝病毒感染者如果同时感染了乙肝病毒，不仅可加速疾病进展，容易导致肝硬化，而且使治疗更加困难。

世界卫生组织建议：对甲肝病毒和乙肝病毒没有免疫力的丙肝病毒感染者应接种甲、乙肝疫苗。丙肝病毒感染者筛查甲型肝炎和乙型肝炎，接种甲、乙型肝炎疫苗的程序见图78和图79。

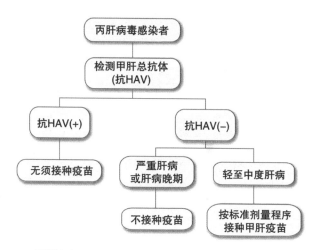

原图片网址：http://www.medscape.com/viewarticle/472653_4
作者翻译并改编

图78　丙肝病毒感染者甲肝疫苗的接种程序

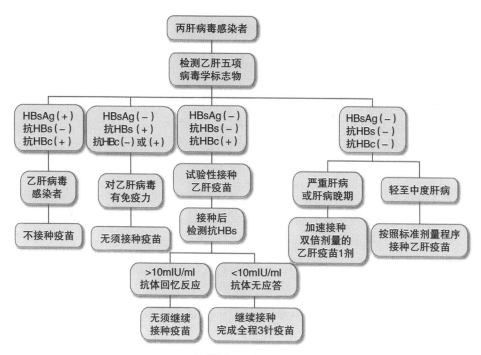

原图片网址：http://www.medscape.com/viewarticle/472653_4，作者翻译并改编

图79　丙肝病毒感染者乙肝疫苗的接种程序

参 考 文 献

［1］ Prince AM, Brotman B, Grady GF, et al. Long-incubation post-transfusion hepatitiswithout serological evidence of exposure to hepatitis-B virus. Lancet, 1974, 2（7875）: 241-6.

［2］ Choo QL, Kuo G, Weiner AJ, et al. Isolation of a cDNA clone derived from a blood-borne non-A, non-B viral hepatitis genome. Science, 1989, 244（4902）: 359-62.

［3］ 魏来. 丙型肝炎临床诊断与治疗手册. 1版. 北京：科学出版社, 2012.

［4］ Simmonds P. Genetic diversity and evolution of hepatitis C virus—15 years on. J Gen Virol, 2004, 85（Pt 11）: 3173-88.

［5］ Simmonds P, Bukh J, Combet C, et al. Consensus proposals for a unified system of nomenclature of hepatitis C virus genotypes. Hepatology, 2005, 42（4）: 962-73.

［6］ Gower E, Estes C, Blach S, et al. Global epidemiology and genotype distribution of the hepatitis C virus infection. J Hepatol, 2014, 61（1 Suppl）: S45-57.

［7］ WHO. Guidelines for the screening, care and treatment of persons with chronic hepatitis C infection（2016）. 2016-4-13. http://www.who.int/en/.

［8］ 黄超群, 王福祥. 丙型肝炎病毒基因分型的研究进展. 世界华人消化杂志, 2012,（35）: 3529-3535.

［9］ Rao H, Wei L, Lopez-Talavera JC, et al. Distribution and clinical correlates of viral and host genotypes in Chinese patients with chronic hepatitis C virus infection. J Gastroenterol Hepatol, 2014, 29（3）: 545-53.

［10］ Domingo E, Holland JJ. RNA virus mutations and fitness for survival. Annu Rev Microbiol, 1997, 51: 151-78.

［11］ Ogata N, Alter HJ, et al, Purcell RH, et al. Nucleotide sequence and mutation rate of the H strain of hepatitis C virus. Proc Natl Acad Sci USA, 1991, 88（8）: 3392-6.

［12］ Hohne M, Schreier E, Roggendorf M. Sequence variability in the env-coding region of hepatitis C virus isolated from patients infected during a single source outbreak. Arch Virol, 1994, 137（1-2）: 25-34.

[13] WHO. Guidelines for the screening, care and treatment of persons with hepatitis c infection. 2014-4-9. 丙型肝炎病毒感染者的筛查、照顾和治疗指南。http://www. who.int/hiv/pub/hepatitis/hepatitis-c-guidelines/en/.

[14] Mohd HK, Groeger J, Flaxman AD, et al. Global epidemiology of hepatitis C virus infection: new estimates of age-specific antibody to HCV seroprevalence. Hepatology, 2013, 57（4）: 1333-42.

[15] Lozano R, Naghavi M, Foreman K, et al. Global and regional mortality from 235 causes of death for 20 age groups in 1990 and 2010: a systematic analysis for the Global Burden of Disease Study 2010. Lancet, 2012, 380（9859）: 2095-128.

[16] 陈园生, 李黎, 崔富强, 等. 中国丙型肝炎血流行病学研究. 中华流行病学杂志, 2011, 32（9）: 888-891.

[17] 施小明, 马家奇, 王丽萍, 等. 2005年全国医疗机构法定传染病漏报情况调查分析. 疾病监测, 2006,（09）: 493-496.

[18] 崔妹娟, 庞琳, 黑发欣, 等. 11家医院丙型病毒性肝炎病例报告质量分析. 中国艾滋病性病, 2014,（06）: 431-433.

[19] Gaite LA, Marciano S, Galdame OA, et al. Hepatitis C in Argentina: epidemiology and treatment. Hepat Med, 2014, 6: 35-43.

[20] He N, Chen L, Lin HJ, et al. Multiple viral coinfections among HIV/AIDS patients in China. Biosci Trends, 2011, 5（1）: 1-9.

[21] 潘庆登. 乙型丙型肝炎病毒合并感染的研究进展. 右江医学, 2010, 38（5）: 600-602.

[22] 胡晓武, 丁必芝. 丙型肝炎流行病学及临床特征调查分析. 实用肝脏病杂志, 2010, 13（3）: 188-189,192.

[23] 杨杰, 崔敬, 刘春, 等. 254例慢性丙型肝炎流行病学及临床特征调查分析. 中外健康文摘, 2012,（39）: 74-75.

[24] 李志勤, 武淑环, 余祖江, 等. 387例丙型肝患者流行病学及临床特征研究. 中华医院感染学杂志, 2011, 21（11）: 2255-2257.

[25] WHO. Unsafe injection practices -a plague of many health care systems. http://www.who.int/injection_safety/about/resources/BackInfoUnsafe/en.

[26] WHO. 世界卫生组织/全球安全注射网络安全注射及相关操作工具手册. http://www.

who.int/injection_safety/en/.

［27］ WHO. 安全注射（实况报道 第231号）. 2006-10. http://www.who.int/mediacentre/ factsheets/fs231/zh/.

［28］ 范学工. 不安全注射-死亡性注射. 中华医院感染学杂志, 2003, 13（2）: 196-197.

［29］ Xia X, Luo J, Bai J, Yu R. Epidemiology of hepatitis C virus infection among injection drug users in China: systematic review and meta-analysis. Public Health. 2008. 122（10）: 990-1003.

［30］ 徐超, 庞琳, 吴尊友. 我国吸毒人群中艾滋病病毒与丙型肝炎病毒的感染状况. 疾病控制杂志, 2009, 13（2）: 193-196.

［31］ Aceijas C, Rhodes T. Global estimates of prevalence of HCV infection among injecting drug users. Int J Drug Policy, 2007, 18（5）: 352-8.

［32］ KDIGO. Prevention, diagnosis, assessment and treatment of hepatitis C in chronic kidney disease. http://www.kdigo.org/clinical_practice_guidelines/pdf/.

［33］ Fissell RB, Bragg-Gresham JL, Woods JD, et al. Patterns of hepatitis C prevalence and seroconversion in hemodialysis units from three continents: the DOPPS. Kidney Int, 2004, 65（6）: 2335-42.

［34］ 宗永兰, 李保全, 齐名, 等. 血液透析患者病毒感染状况初步调查. 医学研究生学报, 2000, 13（1）: 28-29.

［35］ 巴磊, 高素琴, 丁克琴, 等. 血液透析患者乙型肝炎病毒感染的流行病学调查. 职业与健康, 2011, 27（1）: 18-20.

［36］ 王强, 王立国, 孙淑清, 等. 血液透析患者感染乙、丙肝炎状况分析. 山西医科大学学报, 2002, 33（6）: 548-549.

［37］ 朱新宇, 王守义, 郭瑜玲, 等. 血液透析患者乙、丙、庚型肝炎病毒感染状况分析. 临床内科杂志, 2001, 18（3）: 214-216.

［38］ 马艳春. 慢性肾衰血液透析患者的乙、丙、戊型肝炎感染状况分析. 预防医学文献信息, 2001, 7（3）: 348-349.

［39］ Cacoub P, Costedoat-Chalumeau N, Lidove O, et al. Cryoglobulinemia vasculitis. Curr Opin Rheumatol, 2002, 14（1）: 29-35.

［40］ 卫生部. 医疗机构血液透析室管理规范. http://www.moh.gov.cn/.

［41］ Russell M, Chen MJ, Nochajski TH, et al. Risky sexual behavior, bleeding caused by intimate partner violence, and hepatitis C virus infection in patients of a sexually transmitted disease clinic. Am J Public Health, 2009, 99 Suppl 1: S173-9.

［42］ Bresters D, Mauser-Bunschoten EP, Reesink HW, et al. Sexual transmission of hepatitis C virus. Lancet, 1993, 342（8865）: 210-1.

［43］ Collantes RS, Younossi ZM. How great is the risk of transmitting the hepatitis C virus sexually. Cleve Clin J Med, 2004, 71（2）: 160-1.

［44］ 薛月珍, 黄亚绢. 丙型肝炎病毒的母婴传播. 中华围产医学杂志, 2004, 7（2）: 118-120.

［45］ 钟国萍, 宫恩聪, 战雪梅, 等. 血库血样品中丙型肝炎病毒RNA的分子流行病学研究. 北京医科大学学报,1996,（04）: 317.

［46］ 李学云, 牛姬飞, 石向辉, 等. 深圳市福田区2004～2008年丙型肝炎流行病学分析. 中国热带医学, 2009, 9（5）: 923-924.

［47］ 由继鑫. 2001～2010年辽阳市丙型肝炎疫情分析. 预防医学论坛, 2011,（03）: 258-260.

［48］ 王富珍, 龚晓红, 刘立荣, 等. 北京市1997-2003年丙型肝炎疫情报告病例的流行病学分析. 中国自然医学杂志, 2006,（04）: 259-261.

［49］ Mok J, Pembrey L, Tovo PA, et al. When does mother to child transmission of hepatitis C virus occur. Arch Dis Child Fetal Neonatal Ed, 2005, 90（2）: F156-60.

［50］ Serranti D, Buonsenso D, Ceccarelli M, et al. Pediatric hepatitis C infection: to treat or not to treat...what's the best for the child. Eur Rev Med Pharmacol Sci, 2011, 15（9）: 1057-67.

［51］ Ruiz-Extremera A, Salmeron J, Torres C, et al. Follow-up of transmission of hepatitis C to babies of human immunodeficiency virus-negative women: the role of breast-feeding in transmission. Pediatr Infect Dis J, 2000, 19（6）: 511-6.

［52］ Ceci O, Margiotta M, Marello F, et al. Vertical transmission of hepatitis C virus in a cohort of 2,447 HIV-seronegative pregnant women: a 24-month prospective study. J Pediatr Gastroenterol Nutr, 2001, 33（5）: 570-5.

［53］ 孙德贵, 刘彩云, 陈志军. 丙型肝炎病毒垂直传播婴儿5年转归. 中华预防医学杂志. 2000. 34（3）: 189.

［54］ 杨玉琪, 孙德贵, 刘彩云, 等. 经母婴传播型肝炎病毒婴儿10年转归的研究. 中华肝脏病杂志, 2003, 11（9）: 559-560.

［55］ 喻童. 慢性乙型肝炎及丙型肝炎母婴传播及阻断的异同，吉林医学, 2009, 30（21）: 2699-2700.

［56］ Delwaide J, Bourgeois N, Colle I, et al. Risk factors for hepatitis C: past, present and future. Acta Gastroenterol Belg, 2002, 65（2）: 87-9.

［57］ 张秀. 丙型肝炎病毒母婴垂直传播的临床分析. 中国实用医药, 2010, 05（24）: 74-75.

［58］ Tajiri H, Miyoshi Y, Funada S, et al. Prospective study of mother-to-infant transmission of hepatitis C virus. Pediatr Infect Dis J, 2001, 20（1）: 10-4.

［59］ 王占英, 牛美智, 鲁学恒, 等. 丙型肝炎病毒母婴传播及羊水、乳汁和唾液的作用. 世界华人消化杂志, 2003, 11（11）: 1822-1824.

［60］ 熊曙康, 郑明男, 张振强, 等. 丙型肝炎母子垂直传播的危险因素及其预后的研究. 中国妇产科临床杂志, 2004, 5（3）: 194-196.

［61］ Hanson LA, Korotkova M. The role of breastfeeding in prevention of neonatal infection. Semin Neonatol, 2002, 7（4）: 275-81.

［62］ Van de Perre P. Transfer of antibody via mother's milk. Vaccine, 2003, 21（24）: 3374-6.

［63］ EASL Clinical Practice Guidelines: Management of hepatitis C virus infection. J Hepatol, 2011, 55（2）: 245-64.

［64］ Tran TT, Ahn J, Reau NS. ACG Clinical Guideline: Liver Disease and Pregnancy. Am J Gastroenterol, 2016, 111（2）: 176-94.

［65］ Deuffic-Burban S, Delarocque-Astagneau E, Abiteboul D, et al. Blood-borne viruses in health care workers: prevention and management. J Clin Virol, 2011, 52（1）: 4-10.

［66］ Henderson DK. Managing occupational risks for hepatitis C transmission in the health care setting. Clin Microbiol Rev, 2003, 16（3）: 546-68.

［67］ Widell A, Elmud H, Persson MH, et al. Transmission of hepatitis C via both erythrocyte and platelet transfusions from a single donor in serological window-phase of hepatitis C. Vox Sang, 1996, 71（1）: 55-7.

［68］ Lagging LM, Aneman C, Nenonen N, et al. Nosocomial transmission of HCV in a cardiology ward during the window phase of infection: an epidemiological and molecular investigation. Scand J Infect Dis, 2002, 34（8）: 580-2.

［69］ Bihl F, Castelli D, Marincola F, et al. Transfusion-transmitted infections. J Transl Med, 2007, 5: 25.

［70］ EASL Clinical Practice Guidelines: Management of hepatitis C virus infection. J Hepatol, 2014, 60（2）: 392-420.

［71］ Vermehren J, Susser S, Berger A, et al. Clinical utility of the ARCHITECT HCV Ag assay for early treatment monitoring in patients with chronic hepatitis C genotype 1 infection. J Clin Virol, 2012, 55（1）: 17-22.

［72］ Holmberg SD, Spradling PR, Moorman AC, et al. Hepatitis C in the United States. N Engl J Med, 2013, 368（20）: 1859-61.

［73］ Yu ML, Tsai PC, Dai CY, et al. Huge gap between clinical efficacy and community effectiveness in the treatment of chronic hepatitis C—a nationwide survey in Taiwan. Hepatol Int, 2014, 8: S229, Abstract 917.

［74］ 田晓青. 丙肝防治, 提高公众认知是当务之急. 中国医学论坛报, 2007, 33（45）: 2007-11-29.

［75］ 中国丙型病毒性肝炎医院感染防控指南. 中华医院感染学杂志, 2012,（24）: 5420-5423.

［76］ 中华人民共和国国家卫生和计划生育委员会. 丙型病毒性肝炎筛查及管理. 传染病信息, 2015, 28（1）: 1-2, 22.

［77］ 寒林. 庄辉院士谈: 权威文件出台, 全力推进我国丙肝防控. 中国医学论坛报, 2014, 2014-11-27: D4.

［78］ 徐潜, 王卫华. 综合医院中早期识别与控制丙型病毒性肝炎的探讨. 中华医院感染学杂志, 2011,（17）: 3573-3575.

［79］ Cacciola I, Pollicino T, Squadrito G, et al. Occult hepatitis B virus infection in patients with chronic hepatitis C liver disease. N Engl J Med, 1999, 341（1）: 22-6.

［80］ Sagnelli E, Coppola N, Messina V, et al. HBV superinfection in hepatitis C virus chronic carriers, viral interaction, andclinical course. Hepatology, 2002, 36（5）: 1285-91.

［81］ Kamae I, Thomas W, Webster S, et al. Investigating treatment strategies to optimise clinical outcomes associated with emerging therapies for HCV. Hepatol Int, 2014, 8: S156, APASL 2014 Abstract: 239.

［82］ 何长伦, 王晓英, 隋云华, 等. 丙型肝炎非输血感染临床特征分析. 人民军医,

1997,（01）: 42-43.

[83] Blackard JT, Kemmer N, Sherman KE. Extrahepatic replication of HCV: insights into clinical manifestations and biological consequences. Hepatology, 2006, 44（1）: 15-22.

[84] Cacoub P, Renou C, Rosenthal E, et al. Extrahepatic manifestations associated with hepatitis C virus infection. A prospective multicenter study of 321 patients. The GERMIVIC. Groupe d'Etude et de Recherche en Medecine Interne et Maladies Infectieuses sur le Virus de l'Hepatite C. Medicine（Baltimore）, 2000, 79（1）: 47-56.

[85] Zignego AL, Ferri C, Pileri SA, et al. Extrahepatic manifestations of Hepatitis C Virus infection: a general overview and guidelines for a clinical approach. Dig Liver Dis, 2007, 39（1）: 2-17.

[86] Bianchi FB, Muratori P, Granito A, et al. Hepatitis C and autoreactivity. Dig Liver Dis, 2007, 39 Suppl 1: S22-4.

[87] Sene D, Limal N, Cacoub P. Hepatitis C virus-associated extrahepatic manifestations: a review. Metab Brain Dis, 2004, 19（3-4）: 357-81.

[88] Iannuzzella F, Vaglio A, Garini G. Management of hepatitis C virus-related mixed cryoglobulinemia. Am J Med, 2010, 123（5）: 400-8.

[89] Jadoon NA, Shahzad MA, Yaqoob R, et al. Seroprevalence of hepatitis C in type 2 diabetes: evidence for a positive association. Virol J, 2010, 7: 304.

[90] 葛祖恂, 陆守曾. 国内丙型肝炎病毒感染与肝细胞癌关系的19个病例对照研究的 Meta 分析. 中国卫生统计, 1997,（01）: 12-14.

[91] El-Serag HB. Epidemiology of viral hepatitis and hepatocellular carcinoma. Gastroenterology. 2012. 142（6）: 1264-1273.e1.

[92] AASLD, IDSA. Recommendations for Testing, Managing, and Treating Hepatitis C. 13 March 2014. http://www.hcvguidelines.org/sites/default/files/full_report.pdf.

[93] EASL Recommendations on Treatment of Hepatitis C 2015.LID - S0168-8278（15）00208-1 [pii] LID - 10.1016/j.jhep.2015.03.025 . [doi] . J Hepatol. 2015 .

[94] 张野, 聂青和. 干扰素 λ：慢性丙型肝炎治疗新方法. 传染病信息, 2014,（4）: 245-249.

[95] Fried MW. Therapy of chronic viral hepatitis. Med Clin North Am, 1996, 80（5）: 957-72.

[96] Schalm SW, Brouwer JT, Chemello L, et al. Interferon-ribavirin combination therapy for

chronic hepatitis C. Dig Dis Sci, 1996, 41（12 Suppl）: 131S-134S.

[97] Chen J, Florian J, Carter W, et al. Earlier sustained virologic response end points for regulatory approval and dose selection of hepatitis C therapies. Gastroenterology, 2013, 144（7）: 1450-1455.e2.

[98] FDA. Guidance for Industry Chronic Hepatitis C Virus Infection: Developing Direct Acting Antiviral Drugs for Treatment. 2013-9-20. http://www.fda.gov/Drugs/NewsEvents/ucm385395.htm.

[99] Russo MW, Fried MW. Side effects of therapy for chronic hepatitis C. Gastroenterology, 2003, 124（6）: 1711-9.

[100] Fried MW. Side effects of therapy of hepatitis C and their management. Hepatology, 2002, 36（5 Suppl 1）: S237-44.

[101] Arase Y, Suzuki F, Suzuki Y, et al. Side effects of combination therapy of peginterferon and ribavirin for chronic hepatitis-C. Intern Med, 2007, 46（22）: 1827-32.

[102] Sulkowski MS, Shiffman ML, Afdhal NH, et al. Hepatitis C virus treatment-related anemia is associated with higher sustained virologic response rate. Gastroenterology, 2010, 139（5）: 1602-11, 1611.e1.

[103] Antonelli A, Ferri C, Pampana A, et al. Thyroid disorders in chronic hepatitis C. Am J Med, 2004, 117（1）: 10-3.

[104] 易建华. 丙肝合并甲状腺功能异常的处理. 中国医学论坛报, 2012, 2012-11-1 A15.

[105] Garg G, Kar P. Management of HCV infection: current issues and future options. Trop Gastroenterol, 2009, 30（1）: 11-8.

[106] Parise E, Cheinquer H, Crespo D, et al. Peginterferon alfa-2a（40KD）（PEGASYS）plus ribavirin（COPEGUS）in retreatment of chronic hepatitis C patients, nonresponders and relapsers to previous conventional interferon plus ribavirin therapy. Braz J Infect Dis, 2006, 10（1）: 11-6.

[107] Yoshida EM, Sherman M, Bain VG, et al. Re-treatment with peginterferon alfa-2a and ribavirin in patients with chronic hepatitis C who have relapsed or not responded to a first course of pegylated interferon-based therapy. Can J Gastroenterol, 2009, 23（3）: 180-4.

[108] Singal AG, Waljee AK, Shiffman M, et al. Meta-analysis: re-treatment of geno type I hepatitis C nonresponders and relapsers after failing interferon

and ribavirin combination therapy. Aliment Pharmacol Ther, 2010, 32（8）: 969-83.

［109］ McHutchison JG, Gordon SC, Schiff ER, et al. Interferon alfa-2b alone or in combination with ribavirin as initial treatment for chronic hepatitis C. Hepatitis Interventional Therapy Group. N Engl J Med, 1998, 339（21）: 1485-92.

［110］ Falck-Ytter Y, Kale H, Mullen KD, et al. Surprisingly small effect of ntiviral treatment in patients with hepatitis C. Ann Intern Med, 2002, 136（4）: 288-92.

［111］ Lai W, Long L. HCV（Hepatitis C Virus）Viral and Host Genotyping（IL28B, Interleukin 28B）in China. 2011-10-6. https://clinicaltrials.gov/ct2/show/NCT01293279.

［112］ 戴明佳, 颜学兵. 丙型肝炎病毒NS3/4A蛋白酶抑制剂的研究进展. 国际流行病学传染病学杂志, 2014, 41（3）: 196-200.

［113］ Izquierdo L, Helle F, Francois C, et al, E. Simeprevir for the treatment of hepatitis C virus infection. Pharmgenomics Pers Med, 2014, 7: 241-9.

［114］ Ghany MG, Nelson DR, Strader DB, et al. An update on treatment of genotype 1 chronic hepatitis C virus infection: 2011 practice guideline by the American Association for the Study of Liver Diseases. Hepatology, 2011, 54（4）: 1433-44.

［115］ Hezode C. Boceprevir and telaprevir for the treatment of chronic hepatitis C: safety management in clinical practice. Liver Int, 2012, 32 Suppl 1: 32-8.

［116］ Teixeira R, Nascimento YA, Crespo D. Safety aspects of protease inhibitors for chronic hepatitis C: adverse events and drug-to-drug interactions. Braz J Infect Dis, 2013, 17（2）: 194-204.

［117］ Kiser JJ, Burton JR, Anderson PL, et al. Review and management of drug interactions with boceprevir and telaprevir. Hepatology, 2012, 55（5）: 1620-8.

［118］ Gentile I, Buonomo AR, Zappulo E, et al. Asunaprevir, a protease inhibitor for the treatment of hepatitis C infection. Ther Clin Risk Manag, 2014, 10: 493-504.

［119］ Hassanein T, Sims KD, Bennett M, et al. A Randomized Trial of Daclatasvir in Combination With Asunaprevir and Beclabuvir in Patients With Chronic Hepatitis C Virus Genotype 4 Infection. J Hepatol, 2015, 62（5）: 1204-6.

［120］ Pasquinelli C, McPhee F, Eley T, et al. Single- and multiple-ascending-dose studies of the NS3 protease inhibitor asunaprevir in subjects with or without chronic hepatitis C. Antimicrob Agents Chemother, 2012, 56（4）: 1838-44.

［121］ McPhee F, Friborg J, Levine S, et al. Resistance analysis of the hepatitis C virus NS3 protease inhibitor asunaprevir. Antimicrob Agents Chemother, 2012, 56（7）: 3670-81.

［122］ Kumada H, Suzuki Y, Ikeda K, et al. Daclatasvir plus asunaprevir for chronic HCV genotype 1b infection. Hepatology, 2014, 59（6）: 2083-91.

［123］ Suga T, Sato K, Yamazaki Y, et al. Probable case of drug reaction with eosinophilia and systemic symptom syndrome due to combination therapy with daclatasvir and asunaprevir. World J Clin Cases, 2015, 3（12）: 1005-10.

［124］ Hepatitis C Online: Treatment of HCV Genotype 2. 2015-8-22. http://www.hepatitisc. uw.edu/.

［125］ Bourliere M, Benali S, et al. Optimal therapy of genotype-2 chronic hepatitis C: what's new. Liver Int, 2015, 35 Suppl 1: 21-6.

［126］ Buti M, Llaneras J, Riveiro-Barciela M, et al. Therapy for hepatitis C genotype 3: moving forward. J Viral Hepat, 2015, 22（9）: 683-90.

［127］ Hepatitis C Online: Treatment of HCV Genotype 3. 2015-8-22. http://www.hepatitisc. uw.edu/.

［128］ Cha A, Budovich A. Sofosbuvir: a new oral once-daily agent for the treatment of hepatitis C virus infection. P T, 2014, 39（5）: 345-52.

［129］ In brief: severe bradycardia with sofosbuvir and amiodarone. Med Lett Drugs Ther, 2015, 57（1466）: 58.

［130］ FDA. FDA Drug Safety Communication: FDA warns of serious slowing of the heart rate when antiarrhythmic drug amiodarone is used with hepatitis C treatments containing sofosbuvir（Harvoni）or Sovaldi in combination with another Direct Acting Antiviral drug. 2015-3-24. http://www.fda.gov/Drugs/DrugSafety/ucm439484.htm.

［131］ 李文静, 彭宗根. 丙型肝炎病毒聚合酶抑制剂的研究进展. 中国新药杂志, 2015,（05）: 513-518.

［132］ Lemm JA, Liu M, Gentles RG, et al. Preclinical characterization of BMS-791325, an allosteric inhibitor of hepatitis C Virus NS5B polymerase. Antimicrob Agents Chemother, 2014, 58（6）: 3485-95.

［133］ Poordad F, Sievert W, Mollison L, et al. Fixed-dose combination therapy with daclatasvir, asunaprevir, and beclabuvir for noncirrhotic patients with HCV genotype 1 infection. JAMA, 2015, 313（17）: 1728-35.

[134] Ascher DB, Wielens J, Nero TL, et al. Potent hepatitis C inhibitors bind directly to NS5A and reduce its affinity for RNA. Sci Rep, 2014, 4: 4765.

[135] Lee C. Daclatasvir: potential role in hepatitis C. Drug Des Devel Ther, 2013, 7: 1223-33.

[136] Kohler JJ, Nettles JH, Amblard F, et al. Approaches to hepatitis C treatment and cure using NS5A inhibitors. Infect Drug Resist, 2014, 7: 41-56.

[137] Sulkowski MS, Jacobson IM, Nelson DR. Daclatasvir plus sofosbuvir for HCV infection. N Engl J Med, 2014, 370（16）: 1560-1.

[138] Asselah T. Daclatasvir plus sofosbuvir for HCV infection: an oral combination therapy with high antiviral efficacy. J Hepatol, 2014, 61（2）: 435-8.

[139] Garimella T, Wang R, Luo WL, et al. Evaluation of drug-drug interaction between daclatasvir and methadone or buprenorphine/naloxone. J Int AIDS Soc, 2014, 17（4 Suppl 3）: 19628.

[140] Kwon HJ, Xing W, Chan K, et al. Direct Binding of Ledipasvir to HCV NS5A: Mechanism of Resistance to an HCV Antiviral Agent. PLoS One, 2015, 10（4）: e0122844.

[141] Hepatitis C Online: Treatment of HCV Genotype 1. 2015-8-23. http://www.hepatitisc. uw.edu/.

[142] Waheed Y. Ledipasvir and sofosbuvir: Interferon free therapy for hepatitis C virus genotype 1 infection. World J Virol, 2015, 4（1）: 33-5.

[143] Zeuzem S, Ghalib R, Reddy KR, et al. Grazoprevir-Elbasvir Combination Therapy for Treatment-Naive Cirrhotic and Noncirrhotic Patients With Chronic HCV Genotype 1, 4, or 6 Infection: A Randomized Trial.LID - 10.7326/M15-0785 [doi]. Ann Intern Med, 2015.

[144] Feld JJ, Jacobson IM, Hezode C, et al. Sofosbuvir and Velpatasvir for HCV Genotype 1, 2, 4, 5, and 6 Infection. N Engl J Med, 2015, 373（27）: 2599-607.

[145] Foster GR, Afdhal N, Roberts SK, et al. Sofosbuvir and Velpatasvir for HCV Genotype 2 and 3 Infection. N Engl J Med, 2015, 373（27）: 2608-17.

[146] Curry MP, O'Leary JG, Bzowej N, et al. Sofosbuvir and Velpatasvir for HCV in Patients

with Decompensated Cirrhosis. N Engl J Med, 2015, 373（27）: 2618-28.

[147] Poordad F, Sievert W, Mollison L, et al. Fixed-dose combination therapy with daclatasvir, asunaprevir, and beclabuvir for noncirrhotic patients with HCV genotype 1 infection. JAMA, 2015, 313（17）: 1728-35.

[148] Muir AJ, Poordad F, Lalezari J, et al. Daclatasvir in combination with asunaprevir and beclabuvir for hepatitis C virus genotype 1 infection with compensated cirrhosis. JAMA, 2015, 313（17）: 1736-44.

[149] Wai CT, Greenson JK, Fontana RJ, et al. A simple noninvasive index can predict both significant fibrosis and cirrhosis in patients with chronic hepatitis C. Hepatology, 2003, 38（2）: 518-26.

[150] Sterling RK, Lissen E, Clumeck N, et al. Development of a simple noninvasive index to predict significant fibrosis in patients with HIV/HCV coinfection. Hepatology, 2006, 43（6）: 1317-25.

[151] Vallet-Pichard A, Mallet V, Nalpas B, et al. FIB-4: an inexpensive and accurate marker of fibrosis in HCV infection. comparison with liver biopsy and fibrotest. Hepatology, 2007, 46（1）: 32-6.

[152] Li Y, Chen Y, Zhao Y. The diagnostic value of the FIB-4 index for staging hepatitis B-related fibrosis: a meta-analysis. PLoS One, 2014, 9（8）: e105728.

[153] Wada T, Zeniya M. Background of the FIB-4 index in Japanese non-alcoholic fatty liver disease. Intern Med, 2015, 54（2）: 127-32.

[154] Mallet V, Dhalluin-Venier V, Roussin C, et al. The accuracy of the FIB-4 index for the diagnosis of mild fibrosis in chronic hepatitis B. Aliment Pharmacol Ther, 2009, 29（4）: 409-15.

[155] 吕汉文, 叶彩丽. 健康随龄变化组与老年疾病患者组透明质酸（HA）结果比较. 中国现代医学杂志, 1999,（08）: 20-22.

[156] 谢蓉星, 蔡意和. 不同年龄血清透明质酸层粘连蛋白Ⅲ型前胶原及Ⅳ胶原的测定比较. 青海医药杂志, 2001,（01）: 12-13.

[157] 张占卿, 陆伟, 纪永佳, 等. 血清透明质酸预测肝纤维化的再评价. 肝脏, 2006, 11（4）: 241-243.

[158] Ghany MG, Strader DB, Thomas DL, et al. Diagnosis, management, and treatment of hepatitis C: an update. Hepatology, 2009, 49（4）: 1335-74.

[159] Cox-North PP, Shuhart MC. Evaluation and Staging of Liver Fibrosis. 2015-10-22. http://www.hepatitisc.uw.edu/; 计算公式.

[160] Paolucci S, Fiorina L, Piralla A, et al. Naturally occurring mutations to HCV protease inhibitors in treatment-naive patients. Virol J, 2012, 9: 245.

[161] Hepatitis C Guidance: AASLD-IDSA Recommendations for Testing, Managing, and Treating Adults Infected with Hepatitis C Virus.LID - 10.1002/hep.27950 ［doi］. Hepatology. 2015 .

[162] 杨明. 丙肝治疗研究：不断规范和深入. 中国医学论坛报, 2015, 2015-4-30 D2.

[163] Lu L, Nakano T, He Y, et al. Hepatitis C virus genotype distribution in China: predominance of closely related subtype 1b isolates and existence of new genotype 6 variants. J Med Virol, 2005, 75（4）: 538-49.

[164] Cholongitas E, Papatheodoridis GV. Sofosbuvir: a novel oral agent for chronic hepatitis C. Ann Gastroenterol, 2014, 27（4）: 331-337.

[165] Bhatia HK, Singh H, Grewal N, et al. Sofosbuvir: A novel treatment option for chronic hepatitis C infection. J Pharmacol Pharmacother, 2014, 5（4）: 278-84.

[166] 中华医学会肝病学分会, 中华医学会感染病学分会. 丙型肝炎防治指南（2015年版）. 中国肝脏病杂志（电子版）, 2015,（3）: 19-35.

[167] Abdel-Razek W, Waked I. Optimal therapy in genotype 4 chronic hepatitis C: finally cured. Liver Int, 2015, 35 Suppl 1: 27-34.

[168] Hepatitis C Online: Treatment of HCV Genotype 4. 2015-8-22. http://www.hepatitisc. uw.edu/.

[169] Bunchorntavakul C, Chavalitdhamrong D, Tanwandee T. Hepatitis C genotype 6: A concise review and response-guided therapy proposal. World J Hepatol, 2013, 5（9）: 496-504.

[170] Hepatitis C Online: Treatment of HCV Genotype 5 or 6. 2015-7-14. http://www. hepatitisc.uw.edu/.

[171] Chung RT. Acute hepatitis C virus infection. Clin Infect Dis, 2005, 41 Suppl 1: S14-7.

［172］ Caruntu FA, Benea L. Acute hepatitis C virus infection: Diagnosis, pathogenesis, treatment. J Gastrointestin Liver Dis, 2006, 15（3）: 249-56.

［173］ Afdhal N, Reddy KR, Nelson DR, et al. Ledipasvir and sofosbuvir for previously treated HCV genotype 1 infection. N Engl J Med, 2014, 370（16）: 1483-93.

［174］ KDIGO clinical practice guidelines for the prevention, diagnosis, evaluation, and treatment of hepatitis C in chronic kidney disease. Kidney Int Suppl. 2008.（109）: S1-99.

［175］ Perico N, Cattaneo D, Bikbov B, et al. Hepatitis C infection and chronic renal diseases. Clin J Am Soc Nephrol, 2009, 4（1）: 207-20.

［176］ Fabrizi F, Aghemo A, Messa P. Hepatitis C treatment in patients with kidney disease. Kidney Int, 2013, 84（5）: 874-9.

［177］ Chu CJ, Lee SD. Hepatitis B virus/hepatitis C virus coinfection: epidemiology, clinical features, viral interactions and treatment. J Gastroenterol Hepatol, 2008, 23（4）: 512-20.

［178］ Marcellin P, Avila C, Wursthorn K, et al. Telbivudine（LDT）plus Peg-intereron（PEGIFN）in HBeAg-positive chronic hepatitis B -- very potent antiviral efficacy but risk of peripheral neuropathy（PN）［abstract］. J Hepatol, 2010, 52（S1）: S6-7.

［179］ Goncalves J, Laeufle RAC. Increased risk of peripheral neuropathy with combination of telbivudine and pegylated-interferon alfa-2a in study CLDT600A2406, compared to uncommon rate with telbivudine monotherapy from the novartis global database. Poster # 907. Presented at 44th Annual Meeting of the European Association for the Study of the Liver（EASL）. April 22-26, 2009, Copenhagen, Denmark.

［180］ Hiratsuka M, Minakami H, Koshizuka S, et al. Administration of interferon-alpha during pregnancy: effects on fetus. J Perinat Med, 2000, 28（5）: 372-6.

［181］ Boskovic R, Wide R, Wolpin J, et al. The reproductive effects of beta interferon therapy in pregnancy: a longitudinal cohort. Neurology, 2005, 65（6）: 807-11.

［182］ Pecou S, Moinard N, Walschaerts M, et al. Ribavirin and pegylated nterferon treatment for hepatitis C was associated not only with semen alterations but also with sperm deoxyribonucleic acid fragmentation in humans. Fertil Steril, 2009, 91（3）: 933.e17-22.

［183］ Yazdani BP, Matok I, Garcia BF, et al. A systematic review of the fetal safety of interferon alpha. Reprod Toxicol, 2011.

［184］ Taguchi N, Ito S. Paternal use of ribavirin-interferon alpha 2B combination therapy before conception. Can Fam Physician, 2005, 51: 1623-5.

［185］ Mack CL, Gonzalez-Peralta RP, Gupta N, et al. NASPGHAN practice guidelines: Diagnosis and management of hepatitis C infection in infants, children, and adolescents. J Pediatr Gastroenterol Nutr, 2012, 54（6）: 838-55.

［186］ 温中翔, 朱鹏, 王宇明. 儿童丙型肝炎病毒感染临床研究. 临床肝胆病杂志, 2012, 28（12）: 888-892.

［187］ 徐志强, 甘雨, 闫建国, 等. 儿童慢性丙型肝炎应用干扰素联合利巴韦林治疗中发生惊厥的临床分析. 解放军医药杂志, 2013, 25（3）: 75-77.

［188］ 朱鹏, 王宇明. 丙型肝炎抗病毒治疗对儿童生长发育的影响研究. 中国医药导报, 2013, 10（11）: 40-42.

［189］ Innes H, Hutchinson SJ, Obel N, et al. Liver mortality attributable to chronic hepatitis C virus infection in Denmark and Scotland - using spontaneous resolvers as the benchmark comparator.LID - 10.1002/hep.28458［doi］. Hepatology. 2016.

［190］ Oshita M, Hayashi N, Kasahara A, et al. Increased serum hepatitis C virus RNA levels among alcoholic patients with chronic hepatitis C. Hepatology, 1994, 20（5）: 1115-20.

［191］ Hezode C, Lonjon I, Roudot-Thoraval F, et al. Impact of smoking on histological liver lesions in chronic hepatitis C. Gut, 2003, 52（1）: 126-9.

［192］ Yamini D, Basseri B, Chee GM, et al. Tobacco and other factors have a negative impact on quality of life in hepatitis C patients. J Viral Hepat, 2011, 18（10）: 714-20.

［193］ Tzonou A, Trichopoulos D, Kaklamani E, et al Epidemiologic assessment of interactions of hepatitis-C virus with seromarkers of hepatitis-B and-D viruses, cirrhosis and tobacco smoking in hepatocellular carcinoma. Int J Cancer, 1991, 49（3）: 377-80.

［194］ Grady BP, Schinkel J, Thomas XV, et al. Hepatitis C virus reinfection following treatment among people who use drugs. Clin Infect Dis, 2013, 57 Suppl 2: S105-10.

［195］ Shim M, Khaykis I, Park J, et al. Susceptibility to hepatitis A in patients with chronic liver disease due to hepatitis C virus infection: missed opportunities for vaccination. Hepatology, 2005, 42（3）: 688-95.

［196］ Vento S, Garofano T, Renzini C, et al. Fulminant hepatitis associated with hepatitis A virus superinfection in patients with chronic hepatitis C. N Engl J Med, 1998, 338（5）: 286-90.

［197］ Vento S. Fulminant hepatitis associated with hepatitis A virus superinfection in patients with chronic hepatitis C. J Viral Hepat, 2000, 7 Suppl 1: 7-8.